Régime de Désintoxication au Sucre

Liberez-vous et Battez votre addiction au sucre +
Régime pour augmenter votre énergie et recettes sans
sucre (Livre en Français / Sugar Detox French Book)

Par Simone Jacobs

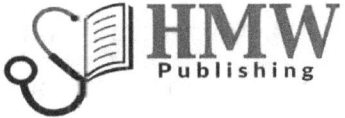

Pour d'autres excellents livres, visitez :

HMWPublishing.com

Téléchargez gratuitement un livre supplémentaire

Je tiens à vous remercier d'avoir acheté ce livre et je vous offre un autre livre " Les erreurs de santé et de remise en forme que vous commettez sans le savoir", tout aussi important que ce livre, et totalement gratuitement.

Visitez le lien ci-dessous pour vous inscrire et le recevoir : www.hmwpublishing.com/gift

Dans ce livre, je met en évidence les erreurs de santé et de remise en forme les plus courantes, vous êtes probablement en train d'en commettre en ce moment, et je vous révèle comment vous pouvez facilement obtenir le meilleur corps qui soit !

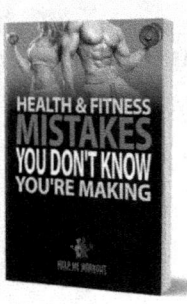

En plus de ce précieux cadeau, vous aurez aussi l'opportunité de recevoir nos nouveaux livres gratuitement, de participer à des concours cadeaux, et d'autres e-mails utiles de ma part. Encore une fois, visitez ce lien pour vous inscrire : www.hmwpublishing.com/gift

Table des matières

Introduction 8
Chapitre 1 : Sucre - L'origine de tous les maux de Santé .11
Qu'est-ce que le sucre ? 15
Blâmez le Fructose 18
La dépendance au sucre : Une histoire d'amour pas vraiment merveilleuse 19
Comment le sucre nous détruit ? Listons les différentes façons 21
Chapitre 2 : Pourquoi vous avez besoin de mettre fin à votre penchant pour le sucre 30
Les avantages de la désintoxication du sucre 30
Les aliments que vous devriez éviter 43
Démarrage de votre régime détox anti sucre : 54
Chapitre 3 : Préparation de votre désintoxication 80
Désintoxiquez aussi votre cuisine 81
Alimentez votre cuisine avec les Bons Produits 83
Les ingrédients détoxifiants à ajouter à son bain 88
Le journal de votre désintoxication au sucre 89
Suppléments   90
Équipements pour surveiller vos progrès 95
Vêtements de sport   96
Bouteille et filtre à eau   97
Positivez ! 110
Mesurez vos progrès 114
Chapitre 4 : À quoi s'attendre et comment passer à travers ? 117
Jour 3 : Ça y est ! 117
Jour 4 : Plus que dix jours restants ! 118
Jour 5 : Je suis passé à travers ! 118
Jour 6 : Presque la moitié du chemin parcouru ! 119

Jour 7 : Une semaine de faite ! 120
Jour 8 : Une semaine de plus ! 120
Jour 9 : Ouais ! Je me sens bien ! Plus d'envies irrépressibles ! 121
Jour 10 : Je me sens un peu faible, mais ce n'est pas aussi difficile que je ne le pensais. Je dois continuer à manger sainement ! 122
Jour 11 : Je dors comme un bébé, mais j'ai envie de quelque chose de sucré 123
Jour 12 : Suis-je en train de perdre du poids ? Les deux semaines sont presque terminées. 124
Jour 13 : C'est presque terminé ! Que dois-je faire après ? 125
Jour 14 : je l'ai Fait ! 126
Votre rituel quotidien   127
Chapitre 5 : Exemples de menus simples anti-sucre 131
Liste de courses 140
Chapitre 6 : Recettes de désintoxication au sucre 145
Œufs au four aux épinards et au fromage 145
Amandes grillées au romarin et au Tamari 148
Poivrons au fromage 150
Poulet au four farci aux épinards 152
Concombre à la sauce feta 155
Frittata à la feta et aux tomates séchées 157
Sauce crémeuse épinards fromage 160
Dinde à l'asiatique sur feuilles de laitue 162
Smoothie au beurre d'arachide 165
Poulet grillé aux herbes fraîches marinées 167
Soupe aux légumes 170
Pudding de graines de chia parfumé à la vanille 173
Mini frittata 175
Salade de poulet et Coriandre 178
Ragoût d'haricots blancs et de poulet 180

Mini croquettes de courgettes au fromage 183
Sauce épicée à la feta à la Méditerranéenne 185
Bâtonnets de chou-fleur au fromage 188
Salade de haricots verts à l'italienne 191
Muffins aux œufs 194
Pilons de poulet à l'ail et au citron 196
Salade de courgettes 199
Sauce faite maison 202
Mots de la fin 204
A propos du co-auteur 206

INTRODUCTION

Ce livre contient des étapes et des stratégies éprouvées sur la façon dont vous pouvez surmonter avec succès votre dépendance au sucre. Ce guide de désintoxication vous aidera à découvrir comment manger des repas délicieux plus sainement.

De plus, vous apprendrez les avantages de tourner le dos à la malbouffe, au sucre et aux aliments transformés. De même, il vous sera révéler et expliquer la façon de traiter les symptômes liés à la désintoxication du sucre. Enfin, ce livre vous fournira également de délicieux menus de repas, un plan d'action, et des recettes sans sucre pour vous aider à démarrer tout de suite !

Aussi, avant de commencer, je vous recommande de vous joindre à notre bulletin électronique pour recevoir les mises à jour sur les nouvelles versions de nos livres ou les promotions à venir. Vous pouvez vous y inscrire gratuitement, et en prime, vous recevrez un cadeau gratuit : Notre livre « Erreurs de Santé et de Remise en forme, vous en faites sans le savoir » ! Ce livre a été écrit afin de démystifier, d'exposer le faire et ne pas faire et enfin de vous donner les informations dont vous avez besoin pour obtenir la meilleure forme de votre vie. En raison de la quantité énorme de mésinformation et de mensonges proférés par les magazines et les auto-proclamés « gourous », il devient de plus en plus difficile d'obtenir des informations fiables pour être en forme. Plutôt que d'avoir à passer par des dizaines de sources biaisées, peu fiables voir non fiables pour obtenir vos informations de santé et de remise en forme. Tout ce dont vous avez besoin pour vous aider a été indiqué dans ce livre afin de vous aider facilement à suivre, à obtenir immédiatement des résultats et à atteindre vos objectifs de fitness souhaités dans le plus court laps de temps.

Encore une fois, joignez-vous à notre bulletin électronique gratuit et recevez une copie gratuite de ce livre utile, s'il vous plaît visitez maintenant le lien d'inscription suivant:

www.hmwpublishing.com/gift

Chapitre 1 : Sucre - L'origine de tous les maux de Santé

Oh, du sucre ! Combien je t'aime ! Permettez-moi de compter cela. Des études révèlent que l'Américain moyen consomme environ 22,7 cuillères à café de sucre par jour. Même sans ajouter du sucre à votre nourriture, vous mangez des aliments transformés qui sont préparés avec du sucre pour en améliorer le goût et la texture, le sucre agit comme un agent de conservation pour prolonger la durée de vie de ces aliments.

Pour vous donner une image, voici les aliments les plus communs que vous consommez tous les jours et leurs teneurs en sucre :

Aliments

Quantité

Quantité de sucre

(1 cuillère à café = 4,2 g)

Ketchup

3 cuillères à soupe

1,77 cuillères à café

Biscuits OREO

3 biscuits

2,49 cuillères à café

Yaourt aux fruits à faible teneur en matières grasses

250g

6,16 cuillères à café

Cola

340g

7,93 cuillères à café

Céréales Lucky charms

1 tasse

2,55 cuillères à café

Pain blanc

2 tranches

0,66 cuillères à café

Baloney (Saucisson de Bologne) porc ou bœuf

4 tranches

1,18 cuillères à café

Les aliments naturels que vous mangez contiennent aussi du sucre naturel. Par exemple, 27 grammes de maïs, 1135 tasses de riz, 454 œufs et 7 pommes rouges contiennent 22,7 cuillères à café de sucre.

Si vous n'êtes pas conscient de ce que vous mangez, vous pouvez facilement consommer des quantités excessives de sucre et dépasser les besoins de votre corps. Selon l'American Heart Association (AHA), les hommes ont besoin de 9 cuillerées à café ou 37,5 grammes de sucre et les femmes ont besoin de 6 cuillères à café ou 25 grammes de sucre par jour.

Nos corps ont besoin de sucre ou de glucose pour fonctionner. Pour comprendre l'importance du sucre, nous allons nous intéresser à ce que c'est que le sucre et sous quelles formes nous devons le produire pour en tirer les meilleurs avantages, plus spécifiquement le glucose et le fructose.

Qu'est-ce que le sucre ?

Le sucre est une forme pure de glucides qui vient de bien des façons.

Les Six (6) Types de sucre

- Glucose – Vient naturellement dans le jus des plantes et des fruits. Ce sucre pur peut être transporté par le sang. C'est l'autre moitié du saccharose aussi dit sucre de table, il est associé au fructose.

- Fructose - Vient naturellement dans la canne à sucre, les fruits, le miel et les légumes-racines. C'est l'autre moitié du saccharose, il est associé avec le glucose.

- Galactose – Il est combiné avec du glucose pour former du lactose. Il est également connu comme le sucre du lait, et il représente 5 pour cent du lait de vache.

- Saccharose - ou communément appelé sucre de table. Ce sucre est produit naturellement dans la canne à sucre et la betterave.

- Maltose - composé de deux molécules jointes de glucose.

- Sirop de maïs riche en fructose - ce sucre est chimiquement très similaire au saccharose. Cependant, la moitié du glucose est converti en fructose.

Tous les glucides, une fois consommés, sont convertis en glucose pendant la digestion, il est le sucre dont le corps a besoin.

Le problème est que nous consommons des aliments avec trop de sucre ajouté. Nous ajoutons du sucre de table dans presque tous les aliments que nous mangeons, dans le café, le thé, les pâtisseries, etc. Le sucre de table est composée de 50 pour cent de glucose et 50 pour cent de fructose.

Le glucose, comme mentionné précédemment, est transformé par le métabolisme du corps. Le glucose est absorbé par les intestins et passe dans le sang, puis est distribué à toutes les cellules du corps. Le glucose est essentiel au bon fonctionnement du cerveau, car il est la principale source de carburant pour les milliards de cellules nerveuses neuronales du cerveau. Les neurones ne peuvent pas stocker eux-mêmes le glucose, ils ont donc besoin d'un approvisionnement constant à partir de la circulation sanguine.

Blâmez le Fructose

Le fructose est traité principalement par le foie et est transformé en graisse, est peut s'accumuler puis entrer dans la circulation sanguine. De plus, le marché est également inondé de produits - des sodas aux soupes, avec le sirop de maïs riche en fructose. Le sirop de maïs à haute teneur en fructose est moins cher et est plus doux que le saccharose produit à partir de la canne à sucre et de la betterave. Quelles sont les différences entre ses deux sucres ? Très peu de différences, pas assez pour les relever. Tout le monde gagnerait d'en consommer moins, sinon de les éliminer de son régime alimentaire.

Lorsque vous consommez trop de fructose, cela provoque divers risques pour la santé, y compris le diabète de type 2, la résistance à l'insuline, l'hypertension et l'obésité. En fait, le néphrologue

Richard Johnson de l'Université du Colorado à Denver, déclare que lorsque vous cherchez la cause première de la maladie, vous trouverez en amont le sucre, et plus particulièrement le fructose.

La dépendance au sucre : Une histoire d'amour pas vraiment merveilleuse

Si une part supplémentaire de gâteau ou de chocolat vous a tenté, alors vous savez exactement combien les sucreries sont addictives et combien il est difficile de s'en passer. Plus simplement, le sucre dans notre sang stimule les mêmes centres du plaisir dans le cerveau que ceux de la cocaïne et de l'héroïne.

Le sucre n'est pas totalement nocif pour nous. En fait, notre corps a besoin de sucre. Johnson a théorisé que nos ancêtres ont évolué pour devenir un processeur efficace de fructose pour la survie, en stockant même la plus petite quantité sous forme de graisse pendant les périodes où la nourriture est abondante pour une utilisation ultérieure durant les périodes de pénurie. Ainsi, aujourd'hui, nous avons une forte envie de fructose.

Pour certaines personnes, le sucre devient une dépendance à part entière, de la même façon qu'une personne est accro aux drogues comme le cannabis, les amphétamines et la nicotine. Il n'y a pas de différence. La seule dissemblance est que le sucre est légal et n'est pas une substance contrôlée. En fait, les gens qui sont accros à l'alcool et à la drogue affirment que l'envie d'aliments sucrés et de malbouffe est similaire. Le pire, est que le sucre n'est pas un produit réglementé. Souvent, nous consommons des aliments sucrés sans connaître les risques qu'elles posent à notre santé.

Comment le sucre nous détruit ? Listons les différentes façons.

Le sucre est une mauvaise habitude, et c'est une mauvaise habitude qui est difficile à surmonter. La plupart du temps, nous ne réalisons pas que trop manger de sucreries et de malbouffe est dangereux pour la santé. Pour vous donner une idée à quel point le sucre est mauvais pour votre santé, voici quelques-uns de ses effets à long terme.

Mauvais pour vos dents

Les sucres ajoutés, le sirop de maïs à haute teneur en fructose, et le saccharose contiennent des calories sans nutriments essentiels. Ils sont donc appelés calories vides - ils ne contiennent pas de gras essentiels, de vitamines, de minéraux, de protéines - juste de l'énergie pure.

Lorsque vous obtenez 10 à 20 pour cent ou plus de vos calories du sucre, cela peut causer une carence en éléments nutritifs et des problèmes de santé.

Le sucre est aussi mauvais pour les dents, car il est une source d'énergie digestible pour les bactéries nocives de la bouche.

Cause des problèmes de foie

Comme mentionné précédemment, le sucre est décomposé en deux sucres simples, le fructose et le glucose. Notre corps a besoin de glucose alors qu'il n'y a pas de besoin physiologique de fructose. En outre, le fructose ne peut être métabolisé que dans le foie, où il est transformé en glycogène puis stocké dans le foie lorsqu'il n'est pas utilisé.

Ceci n'est pas un problème si vous mangez que de petites quantités de fructose provenant des fruits et que vous êtes physiquement actif. Toutefois, si vous mangez trop de nourriture riche en fructose, vous surchargez votre foie, le forçant à transformer le fructose en graisse. Lorsque vous mangez à plusieurs reprises une quantité importante de sucre, cela peut engendrer un foie gras non alcoolique et causer divers problèmes de santé.

Gardez à l'esprit qu'il est presque impossible de trop consommer de fructose en mangeant des fruits car ils contiennent très peu de fructose. Le problème commence lorsque vous consommez des aliments avec trop de sucres ajoutés.

Cause une résistance à l'insuline et du diabète

L'insuline est une hormone qui est vitale pour les différentes fonctions corporelles. Il aide le sucre dans le sang ou le glucose à pénétrer dans les cellules de la circulation sanguine. Il indique également aux cellules quand commencer à brûler du glucose au lieu de la graisse.

Lorsque vous avez des niveaux élevés de glucose, le corps travaille des heures supplémentaires pour produire de l'insuline, inondant les cellules avec l'hormone. Ainsi, les cellules deviennent résistantes à l'hormone. Lorsque vous êtes résistant à l'insuline, cela conduit à diverses maladies, y compris l'obésité, le syndrome métabolique, les maladies cardiovasculaires, et en particulier le diabète de type 2.

Cause le cancer

L'insuline ne régule pas seulement les niveaux de glucose dans le corps. Elle contrôle également la croissance et la multiplication des cellules, ce qui est la caractéristique du cancer.

De nombreux scientifiques pensent que si vous consommez trop de sucre, les niveaux élevés constants d'insuline dans le corps peuvent causer le cancer.

Prise de poids excessif et obésité

Non seulement le fructose est métabolisé différemment du glucose, mais des études montrent également que le fructose n'a pas la même fonction que le glucose. Les gens qui boivent des boissons sucrées au fructose se sentaient plus affamé et moins repu que les personnes qui buvaient des boissons sucrées au glucose.

En outre, le fructose ne fait pas baisser la ghréline, l'hormone de la faim, de manière aussi efficace que le fait le glucose.

Avec le temps, le fructose n'étant pas rassasiant, vous sentirez le besoin d'augmenter votre apport calorique, de manger plus de nourriture, ce qui, à son tour, entraîne un prise de poids.

De nombreuses études révèlent que le sucre est la principale cause d'obésité infantile. Les enfants qui boivent des boissons sucrées sont 60 pour cent plus à risque d'obésité. Si vous voulez perdre du poids, la plus importante chose à faire est de réduire la consommation de sucre.

Augmente le taux de cholestérol

Pendant longtemps, les gens ont blâmé les graisses saturées pour les maladies cardiovasculaires, qui sont la première cause de décès dans le monde. De récentes études montrent que les graisses saturées ne sont pas à blâmer. Les preuves suggèrent que c'est le SUCRE et non le gras, qui est la principale cause de maladies cardiovasculaires, en raison des effets néfastes de la métabolisation du fructose.

Des études révèlent que de fortes quantités de fructose augmentent les triglycérides, l'épaississement, les lipoprotéines de basse densité et le LDL oxydé, il augmente les niveaux de glucose dans le sang, le taux d'insuline et l'obésité abdominale en 10 semaines.

Aussi, diverses études d'observation révèlent une relation étroite entre la consommation élevée de sucre et le risque de maladie cardiovasculaire.

Mis à part les maladies chroniques, la plupart des gens qui sont accros au sucre peuvent avoir les symptômes suivants :

- Changements de fréquence cardiaque

- Changements d'humeur

- Altération de la vue

- Crises et les convulsions

- Diarrhée

- Mauvais équilibre / étourdissements

- Faiblesse et fatigue

- Rougeurs / éruption

- Douleurs articulaires

- Perte de mémoire

- Céphalées et migraines

- Nausées et vomissements

- Insomnie / troubles du sommeil

- Difficulté à perdre du poids

Avec tous les problèmes de santé qui peuvent être attribués à notre penchant pour les aliments sucrés, il est nécessaire de se désintoxiquer de sucre. Nos corps ont évolué pour se débrouiller avec une juste et plus petite quantité de fructose. Le problème est que notre monde est inondé de saccharose et de sirop de maïs à haute teneur en fructose et saccharose. Au premier abord, Il peut sembler difficile de se passer de sucre, mais il est nécessaire d'agir pour préserver notre santé.

Chapitre 2 : Pourquoi vous avez besoin de mettre fin à votre penchant pour le sucre

Maintenant que vous comprenez comment le trop de sucre et la dépendance au sucre peuvent nuire à votre santé, il est temps de laisser la place à la désintoxication et à la réadaptation. Il faudra redoubler d'efforts et de volonté pour réinitialiser votre corps à partir d'un état de chaos. Cependant, ce redémarrage vous sera bénéfique à long terme.

Les avantages de la désintoxication du sucre

Régule la production d'insuline

Comme on l'a mentionné plus tôt, trop de sucre augmente la production d'insuline, ce qui peut souvent provoquer une résistance à l'insuline et conduire ainsi au diabète. Trop de fructose se transforme également en graisses stockées. Lorsque vous vous désintoxiquez, la production de l'insuline dans votre corps revient à la normale, ce qui réduit la sensation de faim et le stockage des graisses au niveau du ventre.

Améliore la sensibilité à l'insuline

Lorsque le corps subit, tout le temps, des niveaux élevés d'insuline, les cellules deviennent résistantes. De ce fait, le corps est incapable de réguler efficacement les niveaux de sucre dans le sang. Redémarrer votre système permet au corps d'ajuster la production d'insuline, ce qui améliore la régulation du sucre dans le sang, vous aide à perdre du poids et améliore votre santé.

Normalise la production de cortisol

Le cortisol est une hormone produite par les glandes surrénales. Les niveaux de cortisol dans le corps montent et descendent à différents moments au cours de la journée. Il est à son plus haut niveau le matin pour vous aider à vous préparer et à commencer votre journée, et il est au plus bas la nuit pour vous aider à vous détendre et passer une bonne nuit. Quand votre corps a trop de sucre dans le sang, il affaiblit les glandes surrénales, ce qui affecte la production de cortisol, une hormone qui contribue également à réguler le sucre dans le sang à un niveau métabolique.

Quand les glandes surrénales sont fatiguées, elles sont incapables de produire la bonne quantité de cortisol dont vous avez besoin durant une journée. Par conséquent, vous vous sentirez léthargique et faible. Instinctivement, vous allez vouloir y remédier, la plupart du temps, de façon rapide. Vous allez vous ruer sur des aliments riches en glucides, du soda, des aliments sucrés ou du café. Ceci est seulement une solution temporaire, qui conduit à un pic élevé de sucre dans le sang et à la production d'insuline, qui finira plus tard par une chute du sucre dans votre sang, ce qui affaiblit, finalement, encore plus vos glandes surrénales. Le résultat est une production faible, continue de cortisol, ce qui est apparent le matin quand vous vous réveillez fatigué avec l'impression de ne pas vous être reposé malgré une nuit de sommeil.

Lorsque vous vous désintoxiquez, la réinitialisation du système aide vos glandes surrénales à récupérer et leur permet de fournir à votre corps les bonnes quantités de cortisol à différents moments de la journée.

Régule la production de ghréline, l'hormone de la faim

Lorsque vous consommez des aliments sucrés, votre corps augmente sa production d'insuline de sorte que le sucre puisse être transformé et utilisé par les cellules de votre corps. Cela augmente également le taux de leptine, une hormone qui régule le stockage des graisses et l'appétit, ce qui diminue la production de ghréline, contrôlant par là même votre apport de nourriture. L'idée est que quand vous mangez, votre corps fonctionne automatiquement pour vous faire savoir que vous devriez vous sentir moins affamé.

Le problème survient lorsque vous consommez trop de fructose. Le cycle qui devrait vous dire que vous êtes repu ne se produit pas. Vous savez déjà que le corps utilise le glucose. Le glucose supprime également la production de ghréline et stimule la production de leptine, les deux œuvrent pour supprimer l'appétit.

Le fructose, d'autre part, affecte non seulement la réglementation de la ghréline, mais il interfère aussi dans la communication entre le cerveau et la leptine, ce qui conduit à trop manger. C'est pourquoi le fructose conduit à une prise de poids excessive, à la résistance à l'insuline, au syndrome métabolique, et à l'augmentation de la graisse du ventre, ainsi qu'à la longue liste des maladies chroniques.

Lorsque vous limitez votre fructose à des niveaux normaux, il régule et réduit la production de la ghréline, l'hormone de la faim.

Guéris et prévient la résistance à la leptine

La recherche révèle que lorsque vous consommez du fructose, vous générez plus de graisse dans le foie par rapport à d'autres types de sucre. En outre, le fructose empêche le corps de brûler les graisses.

Lorsque vous mangez moins de calories, mais que vous mangez de grandes quantités de fructose ou que votre régime alimentaire est riche en sucre, cela finit toujours par causer une stéatose hépatique, une résistance à l'insuline et une résistance à la leptine.

On a appris plus tôt que lorsque vous mangez du sucre, les taux de leptine augmente et signale au corps qu'il est arrivé à sa satiété et qu'il est temps d'arrêter de manger. Toutefois, lorsque vous êtes résistant à la leptine, votre corps ne répond plus à la leptine. Vous finissez par manger plus parce que vous ne vous sentez pas repu. Par conséquent, la désintoxication de sucre vous profitera grandement.

Améliore les effets du peptide YY ou PPY

Peptide YY est une hormone libérée dans les intestins et le côlon qui contrôle l'appétit. Lorsque le niveau de sucre dans votre corps est instable et élevé, il altère les effets de PYY dans la suppression de l'appétit.

Augmente naturellement les niveaux de dopamine

Les sucreries et la malbouffe change la chimie du cerveau, vous poussant à vouloir les consommer encore et encore, même quand vous êtes rassasié. Le Dr Robert H. Lustig, pédiatre endocrinologue, et le Dr Elissa S. Epel, un psychologue, explique que lorsque vous consommez de grandes quantités de sucre, votre cerveau libère des quantités massives de dopamine, l'hormone responsable du bien-être. Quand il y a une poussée de dopamine, cela provoque une diminution des récepteurs de la dopamine. En plus simple, il y aura moins de récepteurs, donc la prochaine fois que vous mangerez des aliments sucrés et de la malbouffe, leur effet "bien-être" diminue, ainsi vous aurez besoin d'en manger plus pour obtenir le même sentiment de bien-être.

La désintoxication au sucre remet à zéro le système de bien-être du cerveau, vous permettant de ressentir le plaisir de manger de la vraie nourriture.

Réinitialise les papilles gustatives

Selon les recherches effectuées au Monell Chemical Senses Center, qui ont été publiés dans le American Journal of Clinical Nutrition, éviter ou éliminer le sucre pendant une certaine période redémarrera vos papilles. Lorsque vous consommez de faibles quantités de sucre pendant deux ou trois mois, même les aliments avec peu de sucre vont avoir un goût sucré. Cela signifie que lorsque vous vous désintoxiquez, vous pourrez mieux savourer les gourmandises, vous serez rapidement satisfait avec une plus petite quantité, et vous serez moins susceptibles à trop manger.

Réduit les inflammations

Si vous vous rappelez vos leçons de biologie qui traitent de l'inflammation, vous vous rappellerez que notre corps dépend d'une enflure temporaire pour aider à combattre les infections et les blessures - l'inflammation nettoie les débris cellulaires, tue les agents pathogènes, et crée une protection pour aider à guérir. L'inflammation d'une blessure est un symptôme qui montre que le corps fait son travail, un gonflement, une rougeur, une légère sensibilité et une sensation de chaleur est la défense du corps durant son travail.

Cependant, qu'en-est-il lorsque la réponse inflammatoire est activée tout le temps ? Lorsque vous rencontrez une inflammation chronique, le système immunitaire attaque les cellules normales par erreur, et le processus qui aide normalement le corps à guérir provoque sa destruction.

Dave Grotte, RD, porte-parole de l'American Dietetic Association annonce que le sucre provoque une maladie inflammatoire. Lorsque le corps est incapable de réguler le taux de sucre et d'insuline dans le corps, une inflammation cachée dans le corps peut causer des infections chroniques. Lorsque la glycémie est élevée, le corps génère plus de radicaux libres qui endommagent les cellules du corps, stimule une réponse du système immunitaire, ce qui provoque une inflammation que vous ne pouvez pas voir.

L'élimination du sucre, des aliments transformés, et des aliments allergènes, ainsi que la consommation d'aliments qui aident à combattre l'inflammation, réduit votre risque de développer des maladies chroniques.

Améliore la santé

Comme mentionné auparavant, trop de sucre dans le corps augmente les radicaux libres. Lorsque vous vous désintoxiquez, non seulement cela réduit les dommages aux cellules causés par les radicaux libres, mais cela aide aussi votre corps à se débarrasser d'autres toxines qui font grossir.

Les avantages que vous obtenez de la détoxification du sucre, ainsi que des aliments transformés, aideront votre corps à guérir. Lorsque vous éviter le sucre, vous allez non seulement perdre du poids, mais vous bénéficierez également d'améliorations sur le long terme au niveau de votre santé.

Les aliments que vous devriez éviter

Voilà toute la problématique. Pour obtenir le plein bénéfice de la désintoxication du sucre, vous aurez non seulement besoin d'éviter le sucre, mais vous aurez également besoin de supprimer d'autres types d'aliments de votre régime alimentaire.

Sucre

À ce stade, vous savez probablement pourquoi vous avez besoin de réduire le sucre. Cependant, cela peut s'avérer effrayant, surtout si vous avez un penchant pour le goût sucré. Ne vous inquiétez pas, vous ne perdrez pas la tête pendant votre désintoxication. Même les envies les plus tenaces et les dépendances seront un lointain souvenir. Les gens qui se sont désintoxiqués du sucre annoncent un changement incroyable au bout de seulement 24 heures et leurs envies ont diminué.

Gluten et Céréales

Le gluten fait partie des deux plus courantes intolérances alimentaires. La plupart des gens ne se rendent pas compte qu'ils sont allergiques à certains aliments parce que cette condition n'est pas une véritable allergie comme l'allergie aux fruits de mer ou à l'arachide, qui crée de l'urticaire, obstrue la gorge, gonfle les langues, et peut tuer la personne en quelques minutes.

Contrairement à de véritables allergies, l'intolérance alimentaire est une réaction subtile à la nourriture. Elle n'est pas apparente car les petits changements se produisent habituellement dans le tube digestif. Lorsque vous avez des intolérances alimentaires, la muqueuse dans le tractus gastro-intestinal, en particulier l'intestin devient progressivement endommagé et perméable, ce qui fait que les particules alimentaires pénètrent dans la circulation sanguine, créant une réponse au système immunitaire du corps.

Précédemment, j'ai expliqué la façon dont le corps se protège, l'inflammation étant le signe que les défenses de l'organisme travaillent. Toutefois, lorsque vous avez un intestin perméable, votre corps est toujours dans un petit état d'inflammation (inflammation de bas grade) en réaction aux particules étrangères dans le sang, ce qui entraîne de nombreux symptômes que vous ne lierez pas forcément à la nourriture que vous mangez. Certains de ces symptômes impliquent un cerveau embrouillé, de la fatigue, une dépression, des maux de tête, des problèmes de sinus, des allergies, un reflux, un intestin irritable, une maladie auto-immune, des douleurs articulaires et des maladies de la peau comme l'eczéma et l'acné.

De plus, l'inflammation de bas grade déclenche également une résistance à l'insuline, ce qui entraîne une prise de poids.

Le gluten est une protéine qui se trouve dans l'avoine, l'épeautre, le seigle, l'orge et le blé. Certaines personnes sont incapables de le digérer, ce qui donne un intestin perméable. En outre, suite à des modifications génétiques, une nouvelle souche de blé a été créé. Ce grain contient de l'amylopectine A, un super amidon qui déclenche des pointes de sucre dans le sang. Deux tranches de pain de ce blé augmentent le sucre dans le sang, plus que ne le ferait 2 cuillères à soupe de sucre de table.

L'intolérance au gluten, couplé avec ce super amidon, déclenche encore plus d'inflammations, ce qui augmente le risque de diabète et d'obésité.

Tous les grains, y compris les céréales, le pain et les en-cas, même ceux sans gluten, peuvent causer une augmentation de la glycémie et de l'insuline, car ils contiennent des hydrates de carbone.

Aussi, la recherche montre que lorsque vous mangez des aliments riches en glucides, surtout si vous avez consommé des aliments à haute teneur en fructose et que votre foie métabolise le fructose depuis un certain temps, même quand il n'y a pas de fructose dans votre alimentation, votre foie va convertir le glucose, trouvé dans la farine et du pain, en fructose. Par conséquent, au cours de votre cure de désintoxication, comme mentionné plus haut, vous devez éviter les aliments riches en glucides, comme le riz, le pain, et autre hydrate de carbone non végétale.

Aliments transformés et fabriqués en usine

Comme vous le savez, ces aliments sont conditionnés avec des édulcorants artificiels et du sirop de maïs à haute teneur en fructose. Ils sont également préparés avec des conservateurs, des produits chimiques, des additifs, du glutamate monosodique ou MSG, et des graisses hydrogénées. Le MSG provoque un pic d'insuline, conduisant à la faim, à des envies et à des excès alimentaires.

Pendant votre cure de désintoxication, ne mangez que des aliments à faible indice glycémique, contenant de bonnes graisses, des protéines, des phytonutriments, des fibres, des minéraux et des vitamines.

N'oublie pas que le MSG peut être caché, alors faites attention à ces ingrédients :

- Tout ce qui contient "arôme" ou "saveur".
- Tout aliment avec la mention "enzyme modifiée."

- Tout aliment avec la mention "hydrolysé."
- Tout aliment avec la mention "enzymes."
- Tout aliment avec la mention « glutamate »
- Les protéines végétales autolysée
- La levure autolysée
- Le malt d'orge
- Le bouillon
- Le carraghénane
- La gélatine
- Le glutamate
- l'acide glutamique
- Les protéines végétales hydrolysées (HPP et HVP)

- L'extrait de malt

- La maltodextrine

- Les assaisonnements naturels

- Les peptides

- Les protéines texturées

- L'umami

- L'extrait de protéines végétales

- L'extrait de levure

- les aliments à base de levure ou de nutriments

- Les huiles végétales transformées et raffinées

Vous allez devoir éviter les huiles de tournesol, canola, soja, etc. Elles contiennent des acides gras oméga-6 qui causent de l'inflammation. Pendant votre cure de désintoxication, utilisez du beurre de noix de coco extra vierge ou de l'huile d'olive extra-vierge. L'huile d'olive extra vierge contient des polyphénols, un antioxydant puissant, et des composés anti-inflammatoires tandis que le beurre de noix de coco contient des graisses anti-inflammatoires, tels que de l'acide laurique, semblable à la graisse qui se trouve dans le lait maternel. Quant à l'huile de pépins de raisin, c'est un choix sain pour la cuisson à haute température.

Alcool

L'alcool est du sucre sous diverses formes. De plus, lorsque vous buvez de l'alcool, cela altère fortement la maîtrise de soi, de sorte que vous serez plus susceptibles de manger à l'excès sans réfléchir. Il contient également 7 calories par gramme, plus que les quatre calories par gramme du sucre. Il cause non seulement le syndrome de l'intestin perméable, mais aussi l'inflammation du foie.

Caféine

Certains prétendent que la caféine accélère le métabolisme dans un processus appelé thermogenèse. Cependant, vous pourrez également obtenir le même effet en ajoutant des épices à vos plats, tels que le poivre de Cayenne ou du piment jalapeño. La caféine est aussi addictive, et lorsqu'elle est consommée dans les boissons sucrées, elle vous donne envie d'en consommer encore plus. Elle augmente également la faim. Comme le sucre, la caféine provoque une forte augmentation de la dopamine, qui finit par disparaître par la suite. Même si vous n'avez pas envie de café, vous aurez sans doute envie de plus de sucre.

Supprimer la caféine de votre alimentation va redémarrer votre système, normaliser la chimie du cerveau et réduire les envies. Même le décaféiné contient de la caféine, c'est donc également interdit.

Démarrage de votre régime détox anti sucre :

Quels aliments manger ?

Après la suppression des mauvaises habitudes, il est maintenant temps d'ajouter les aliments appropriés de remplacement. Tous les éléments de votre cure de désintoxication aident votre corps à se désintoxiquer, à perdre vos kilos en trop, et à guérir. Éviter les mauvaises habitudes et manger plus sainement optimise et accélère vos résultats.

Booster votre régime

Afin de maximiser votre désintoxication, vous avez besoin de manger plus de superaliments et d'aliments riches en phytonutriments. Quand votre corps est en bonne santé, la désintoxication est facilitée. Quand votre corps est intoxiqué, surtout quand il est inondé de fructose, le foie est lent, la désintoxication est lente, et certaines toxines restent actives plus longtemps que ce que le système peut gérer. Par conséquent, vous tombez malade, et le métabolisme tout entier se met au ralenti. Cela provoque également des ballonnements, des gonflements et de la rétention d'eau.

Lorsque vous êtes en surpoids, votre corps est inondé de toxines. Durant votre région de désintoxication du sucre, quand vous perdez du poids, les toxines seront libérées à partir de vos tissus adipeux, et vous aurez besoin de les chasser. Dans le cas contraire, elles peuvent nuire à votre perte de poids et empoisonner votre métabolisme.

Voici les aliments qui booste votre cure de désintoxication :

- Cresson
- Wakamé (Algue brune)
- Romarin
- Persil

- Oignon

- Citron

- Kombu (Algue brune)

- Chou frisé

- Gingembre

- Ail

- Œufs

- Chou cavalier (Chou collard)

- Coriandre

- Poivre de Cayenne

- Chou-fleur

- Chou

- Choux de Bruxelles

- Brocoli

- Chou de chine (Bok Choy)

- Aramé (Algue brune)

Ils sont riches en vitamine A et C, en vitamines B, en antioxydants et phytonutriments.

Les aliments anti-inflammatoires

L'inflammation est une réaction typique de votre corps pour guérir les blessures et lutter contre les bactéries. C'est ce qui se passe lorsque vous avez un mal de gorge, une coupure, ou de la tension. Lorsque la blessure est infectée, elle devient chaude, rouge et sensible.

Les inflammations qui doivent vous préoccuper sont celles qui sont cachées à l'intérieur de votre corps et qui ne font pas nécessairement souffrir. Ce sont les inflammations causées par des allergènes, des toxines, le stress, la mauvaise nourriture, la prolifération de bactéries nuisibles dans votre intestin et les infections de bas grade.

Tout ce qui provoque une inflammation finira par causer une résistance à l'insuline, ce qui produit de la graisse abdominale et pousse votre corps à conserver les cellules adipeuses. Je vous ai déjà listé les aliments que vous devez éviter de consommer. Maintenant, je vais vous donner la liste des aliments qui vous aideront à réduire l'inflammation.

Les aliments riches en acides gras Omega 3, tels que :

- Saumon
- Œufs
- Bœufs bio ou nourris dans les pâturages
- Graines de chanvre
- Graines de chia
- Noix
- Graines de lin
- Épices et herbes, telle que le curcuma
- Baies
- Légumes à feuilles vert foncé
- Huile d'olive extra vierge

- Avocat

- Volaille biologique

- Fruits de mer sauvages

- Tempeh et tofu non OGM

Les aliments pour guérir du syndrome de l'intestin perméable et améliorer la fonction intestinale

Chaque individu a 500 espèces de bactéries dans son système digestif. Ces bactéries aident à contrôler le métabolisme, la digestion et l'inflammation. Les recherches ont démontré que votre poids peut être plus contrôlé par les bactéries présentes dans votre intestin que par ce que vous mangez.

Les bactéries dans votre intestin se multiplient, en fonction de ce que vous mangez et de quoi vous les nourrissez. Lorsque vous mangez des aliments sains, les bonnes bactéries augmentent et aident à stimuler votre métabolisme. Or, si vous penchez pour la malbouffe, ce sont les mauvaises bactéries qui vont proliférer, ce que vous devriez éviter. Les mauvaises bactéries produisent des gaz désagréables et des toxines qui causent des inflammations, un ventre gonflé, une prise de poids, des gonflements et une diabétisé ou un dysfonctionnement métabolique. Ceci est caractérisée par le syndrome métabolique, une résistance à l'insuline, de l'obésité et un diabète de type 2. Tout ceci est causée par une hyperglycémie et peut être traité en utilisant le même traitement.

Quand il y a un déséquilibre des bactéries intestinales dans votre système digestif, cela endommage la muqueuse de l'intestin ou l'intestin perméable, ce qui provoque une inflammation, qui à son tour, endommage le métabolisme, affecte la façon dont le cerveau contrôle l'appétit, conduit à une résistance à l'insuline et bien entendu, une prise de poids.

Un faible taux de sucre, de l'amidon faible, une alimentation riche en fibres et en aliments complets, tout cela nourrit les bonnes bactéries et affame les mauvaises bactéries. Les aliments riches en minéraux et en vitamines contribuent à améliorer la fonction intestinale. Ils comprennent :

- Bok choy

- Graines de citrouille

- Chou frisé
- Roquette
- Carottes
- Tomates
- Dinde
- Saumon
- Poulet
- Persil
- Oignon
- Kimchi

Ces aliments sont riches en vitamine A, en zinc, en antioxydants, en acides aminés, et en probiotiques.

Équilibrer le sucre dans le sang

La clé de l'équilibre du sucre dans le sang est les protéines. Chaque repas doit contenir des protéines animales, maigres et de préférence biologique, associées à de délicieux légumes.

Si vous êtes un végétalien ou un végétarien, vous pouvez avoir un sérieux problème de poids et de santé lorsque vous remplacez la viande avec des féculents, comme les pâtes, le riz, le pain et d'autres aliments riches en glucides denses, qui, une fois consommés, se changent en sucre et mènent vers des envies de plus de sucrés.

Même les haricots et les grains peuvent constituer un problème puisque ces aliments augmentent le sucre dans le sang et l'insuline plus que ne le feraient des protéines animales. Manger que des légumes peut être malsain sauf si vous savez ce que vous faites.

Oui, vous avez besoin de manger moins de viande d'élevage industriel, mais les protéines animales sont importantes pour la plupart des gens. Si elles proviennent d'élevage en pâturage ou de source sauvages, alors ses protéines animales seront très saines.

Votre désintoxication dépendra en partie de votre métabolisme et de votre santé actuelle. Plus vous êtes malade, moins vous pouvez consommer du sucre. Quand vous vous désintoxiquez et perdez du poids, votre résilience augmentera, et après la période de désintoxication, vous pourrez consommer des haricots et des céréales comme source de protéine. Toutefois, si vous avez actuellement d'importants problèmes de santé, évitez-les pour le moment.

Les graines et les noix sont les exceptions en matière de protéines de source végétale. Ils n'influencent pas la glycémie et sont parfaits en en-cas si vous ne présentez pas d'allergies aux noix. Ils sont particulièrement adaptés pour les personnes souffrant de diabésité car ils réduisent le risque de diabète, aident à perdre du poids et améliorent le métabolisme, puisqu'ils sont emballés avec de bonnes graisses, des protéines, des minéraux comme le zinc et le magnésium et des fibres, ce qui contribue à lutter contre la diabésité.

Exercices physiques

Faire de l'exercice est essentiel pendant votre période de désintoxication. Juste 30 minutes d'exercice modéré pour commencer votre journée va démarrer votre métabolisme et équilibrer vos hormones, le sucre dans le sang, et la chimie du cerveau afin que vous puissiez faire de meilleurs choix alimentaires au cours de la journée.

L'exercice régule l'appétit, réduit les fringales, améliore la sensibilité à l'insuline, et active les voies de désintoxication pour aider à éliminer les toxines qui causent la prise de poids, réduire l'inflammation, réduire le cortisol et l'hormone du stress.

L'exercice est le meilleur traitement contre l'anxiété et la dépression. Il améliore l'estime de soi, le bien-être, et l'énergie.

Si vous avez déjà une routine sportive, continuez tout simplement à faire tout ce que vous aimez pendant 30 minutes. Si vous ne faites pas régulièrement d'exercices, commencez par une marche lente ou rapide de 30 minutes. Si vous ne pouvez bouger que 5 minutes, commencez par cela et faites-le 2 fois par jour. Travaillez votre programme à partir de là. La marche est la plus facile et la plus accessible des exercices pour tout le monde. Elle ne nécessite aucun équipement spécial ou d'adhésion à une salle. Vous pouvez bien entendu essayer d'autres activités physiques.

Suppléments nutritionnels

En ce qui concerne la santé et la perte de poids, les nutriments sont essentiels. Lorsque le corps est faible en nutriments essentiels, il a envie de plus de nourriture, en cherchant à obtenir les nutriments dont il a besoin. Par conséquent, vous finissez par manger plus, souvent des aliments sucrés et de la malbouffe, à la recherche de nutriments là où il n'y en a pas. Vous mangez trop, et le corps a encore faim et est non satisfait.

Lorsque vous commencez à manger de plus en plus de la vraie nourriture, vous vous sentirez plus satisfaits, et vous mangerez moins. Cependant, votre corps aura encore besoin de la quantité nécessaire de nutriments de haute qualité pour aider votre corps à travailler efficacement. Une quantité suffisante de vitamines et de minéraux sont nécessaires pour brûler des calories, réguler l'appétit, stimuler la désintoxication, réduire l'inflammation, réguler les hormones de cortisol ou de stress, aider à la digestion, et aider les cellules à devenir plus sensibles à l'insuline.

Hydratation

La plupart d'entre nous sont souvent déshydratés. Nous devenons encore plus déshydratés parce que la plupart d'entre nous aiment boire des boissons contenant de la caféine. Rester hydraté est l'une des clés de désintoxication. Les liquides aident à éliminer les toxines environnementales et métaboliques par les reins, ils augmentent l'énergie et améliorent la régularité des selles. Ainsi, boire au moins 8 verres d'eau par jour est essentiel pendant et après la désintoxication.

Des études révèlent que nous confondons souvent soif et faim, en mangeant au lieu de boire. Gardez toujours une bouteille d'eau fraîche filtrée tout au long de la journée et buvez. Hydratez-vous !

Rédigez votre expérience

Tenir un journal et écrire vos pensées, sentiments et expériences, à chaud, ont fait leurs preuves dans la réduction du stress et aide le processus de désintoxication. C'est l'un des meilleurs moyens pour arrêter de manger sans y penser. Écrire vous permet de traiter vos émotions et pensées d'une manière saine et proactive, plutôt que de simplement les remplir négativement avec les mauvaises habitudes et les mauvais aliments.

L'écriture vous aidera à métaboliser vos pensées, ainsi que vos calories. Gardez un compte rendu honnête de votre expérience est essentielle. Achetez un cahier et écrivez sur votre expérience tous les matins et les soirs.

Détendez-vous

La plupart d'entre nous ne sont pas motivés à prendre sérieusement une pause. Considérez ceci alors : quand le corps est stressé, il provoque une hausse du niveau d'insuline, augmente le niveau de cytokines ou les molécules messagères du système immunitaire qui causent l'inflammation et augmente le niveau de cortisol qui provoque l'accumulation de graisse sur le ventre.

Le stress vous rend également plus affamé et augmente vos envies de sucre et d'hydrates de carbone, ce qui déclenche un dysfonctionnement métabolique, conduisant à une prise de poids excessif. Alors, prenez le temps pour vous détendre et prendre une pause. L'exercice de respiration ci-dessous vous aidera à vous détendre.

La règle des 5 pour une respiration relaxante

1. Asseyez-vous le plus confortablement possible, sur une chaise, les jambes croisées sur un coussin sur le sol, ou sur un oreiller, calé sur votre lit.

2. Fermez la bouche et les yeux.

3. Respirez lentement par le nez, en comptant jusqu'à 5 quand vous inspirez.

4. Tenir sa respiration en comptant jusqu'à 5.

5.   Expirez lentement, en comptant jusqu'à 5 lorsque vous expirez.

6.   Répétez pendant 5 minutes.

Entrez dans le rythme

Que cela nous plaise ou non, notre corps est une évolution d'organismes biologiques. Que nous écoutions ou non les signaux que notre corps nous envoie, il suit un rythme spécifique : Temps de dormir, de se réveiller, de manger, de se détendre, et de bouger.

De simples changements de comportement vous aident à revenir dans le rythme, avec de puissants effets, comme un meilleur sommeil, une augmentation de l'énergie, la perte de poids, et beaucoup d'autres bénéfices. Ainsi, pendant votre période de désintoxication, créez un calendrier et respectez-le.

La recherche montre que manger très tard, en sautant des repas, et ne pas manger le petit déjeuner dérègle et détruit votre métabolisme. Ne pas manger pendant la journée a pour conséquence de se lever au milieu de la nuit pour se nourrir, comme une véritable frénésie alimentaire la nuit, une hyperphagie nocturne. Cela provoque une diabésité, qui se traduit par des oscillations de la glycémie.

Réveillez-vous, dormez, mangez, bougez, et détendez-vous, toujours au même moment, tous les jours, pendant votre période de désintoxication. Vous remarquerez rapidement que votre corps entre dans le rythme. La bonne chose avec les routines est que vous n'aurez pas à gaspiller de l'énergie mentale en planifiant à chaque fois votre journée. Prendre de beau matin un petit déjeuner va démarrer votre métabolisme et va vous permettre de brûler des calories durant toute la journée. De même, vous devez éviter de manger 2-3 heures avant le coucher pour empêcher la graisse d'être stockée pendant que vous dormez. Pendant que vous dormez, votre corps se développe, se reconstruit et se répare de lui-même. Toutefois, lorsque vous dormez, vous brûlez moins d'énergie, donc la dernière chose que vous voulez est que la graisse s'accumule dans votre ventre.

Dormez suffisamment

Ne pas dormir suffisamment est lié à diverses maladies, y compris l'obésité. Depuis l'invention de l'ampoule électrique, les humains ont veillé de plus en plus tard parce qu'ils le pouvaient, ce qui perturbe la synchronisation du corps avec le rythme naturel des saisons et dérègle le sommeil.

Si vous ne prenez la bonne quantité de sommeil, cela augmente la production de ghréline, l'hormone de la faim et cela diminue la production de leptine, l'hormone régulant l'appétit. En ce qui concerne le sucre, le sommeil est un coupe-faim naturel.

Si vous travaillez de nuit, vous avez peut-être remarqué que vous avez toujours envie de sucré, comme de la glace, des biscuits, etc. Votre corps ne reçoit pas assez d'énergie parce que vous ne dormez pas assez, alors vous mangez pour obtenir l'énergie dont votre corps a besoin.

Maintenant que vous savez ce que vous devez éviter et ce dont vous avez le plus besoin, nous allons vous préparer à commencer votre cure de désintoxication du sucre.

Chapitre 3 : Préparation de votre désintoxication

La clé d'une désintoxication au sucre réussie est un bon plan et une préparation efficace. Admettez-le, vous passez probablement plus de temps à planifier vos vacances et soirées qu'à planifier comment être en bonne santé. Avant de commencer votre cure de désintoxication, organisez votre vie pour le succès et créez un environnement qui vous poussera naturellement à faire les bons choix. Par exemple, si vous avez des noix au lieu de beignets dans votre garde-manger, alors vous êtes plus susceptible de prendre une décision saine pour vote santé. Arrangez votre cuisine, votre état d'esprit et votre école ou votre environnement de travail afin de maximiser votre désintoxication. C'est le Jour 1 et le Jour 2, le début officieux de votre cure de désintoxication du sucre.

Désintoxiquez aussi votre cuisine

Votre cuisine est probablement remplie d'aliments sucrés, transformés et de malbouffe. Vous allez commencer votre cure de désintoxication avec votre cuisine. Jetez tous les éléments qui entrent dans les catégories suivantes :

- Emballés, en boîte, en conserve, ou tout ce qui n'est pas de la vraie nourriture. Vous pouvez garder les aliments entiers en conserve, comme les artichauts ou les sardines qui contient quelques ingrédients naturels, tels que le sel ou l'eau.

- Les boissons ou les aliments qui contiennent le sucre sous toutes ses formes, y compris les édulcorants artificiels, le jus de canne bio, le sirop d'érable, d'agave, la mélasse et le miel, surtout les jus de fruits ou les boissons sucrées avec du sucre.

- Les aliments qui contiennent des huiles végétales raffinées, telles que le soja ou l'huile de maïs, et l'huile hydrogénée.

- Les aliments avec des colorants, des additifs, des conservateurs, des édulcorants artificiels - tout ce qui est transformé et qui porte une étiquette.

Si vous n'êtes pas sûr d'un aliment ou d'une boisson, la meilleure chose à faire est de s'en débarrasser. Soyez minutieux !

Les éléments suivants doivent également disparaître de votre cuisine. Si vous ne voulez pas les jeter, mettez-les autre part, loin de vous, pendant votre désintoxication au sucre. Vous devez les éviter tout au long de la cure. Après que votre corps ai été désintoxiqué, vous pouvez en introduire certains dans votre alimentation.

- Produits avec du gluten, y compris les pâtes, le pain, les bagels, etc.

- Tous les grains, y compris ceux qui sont sans gluten.

Alimentez votre cuisine avec les Bons Produits

Les courses

Après avoir fait le ménage dans vos armoires et dans votre réfrigérateur, il est temps de les remplir avec de vrais aliments, complets et frais pour votre désintoxication.

Assurez-vous que vous avez ces aliments de base.

- Plats à base d'amandes

- Herbes et épices détoxifiantes et anti-inflammatoires, y compris le curcuma, le thym, le poivre de Cayenne, le romarin, le cumin, la poudre de piment, la sauge, la poudre d'oignon, l'origan, la cannelle, la coriandre, le persil, et le paprika.

- Vinaigre de cidre de pomme

- Vinaigre balsamique

- Poivre noir (grains de poivre que vous pouvez moudre à la demande)

- Bouillon, à faible teneur en sodium (de poulet ou de légumes)

- Beurre de noix de coco, extra-vierge, connu comme huile de noix de coco - cela peut être solide ou liquide à température ambiante.

- Lait de coco en conserve, riche en matière grasse.

- Moutarde de Dijon

- Olives de Kalamata en conserve métallique ou en bocal

- Beurre de noix (cru si possible, choisir de l'amande, de la noix de cajou, de la noix de macadamia, ou des noisettes)

- Noix : amandes, noisettes, noix de pécan, macadamia

- Huile d'olive extra-vierge

- Autres huiles saines que vous aimez (noix, sésame, pépins de raisin, lin, ou avocat)

- Sel de mer

- Graines : de chia, de chanvre, de citrouille, de lin, de sésame

- Tahini ou pâte de graines de sésame - parfaite pour les vinaigrettes et les sauces pour les légumes

- Tamari, faible teneur en sodium, sans gluten

- Lait amande ou de chanvre, sans sucre

Selon le menu planifié, vous allez cuisiner pour la journée ou la semaine durant votre cure de désintoxication, ajouter les ingrédients nécessaires, vous n'aurez pas forcément besoin de tous les ingrédients précédemment énumérés. Consultez les recettes, planifiez vos repas, puis faites vos emplettes pour compléter les ingrédients dont vous avez besoin.

Vous pensez peut-être qu'acheter des aliments frais, complets, sains, coûte cher. Cependant, si vous prenez en compte l'argent que vous dépensez pour les plats cuisinés, les plats à emporter, les boissons gazeuses, le café et la malbouffe, vous seriez surpris de voir que vous dépensez beaucoup d'argent pour une nourriture toxique. Vous devriez également prendre en considération combien vous coûtera le traitement pour les maladies causées par les aliments transformés et toxiques. Quand vous constatez les avantages sur le long terme sur votre santé et votre porte-monnaie, choisir des aliments sains est bien meilleur et plus sain pour vous.

Les ingrédients détoxifiants à ajouter à son bain

Se détendre chez soi est facile. L'huile essentielle de lavande, le bicarbonate de soude et le sel d'Epsom, mélangés dans votre bain, va non seulement vous aider à vous détendre ; mais cela créera également une routine détoxifiante et relaxante.

Pour chaque session, vous aurez besoin des ingrédients suivants :

- 2 tasses de sel d'Epsom

- 1/2 tasse de bicarbonate de soude

- 10 gouttes d'huile de lavande

Remplissez la baignoire avec de l'eau aussi chaude que vous pouvez supporter. Ajoutez le sel d'Epsom, le bicarbonate de soude et l'huile de lavande. Pour que votre salle de bain soit plus reposante, vous pouvez mettre de la musique apaisante et des bougies. Trempez dans le bain pendant environ 20 à 30 minutes.

Ce bain détoxifiant vous aidera à déstresser et à vous détendre pour un meilleur sommeil. Votre esprit et vos muscles bénéficieront de ce bain de guérison.

Le journal de votre désintoxication au sucre

Achetez un journal ou un carnet. Vous pourrez y enregistrer vos expériences, vos pensées et vos résultats.

Suppléments

La plupart des gens sont déficients en éléments nutritifs nécessaires, en particulier les personnes qui n'ont pas pris soin de leur corps. Avant de commencer votre cure de désintoxication, assurez-vous que vous avez les éléments suivants à portée de main. Ils fourniront à votre corps les nutriments essentiels dont il a besoin. La combinaison est conçue pour une utilisation à long terme. Vous pouvez trouver ses suppléments dans votre pharmacie ou parapharmacie habituelle.

Supplément

Dosage

Avantages

l'acide alpha-lipoïque (ALA)

300-600 milligrammes

Équilibre la glycémie et l'insuline, pris avec d'autres suppléments qui permettent d'optimiser le métabolisme, et l'équilibre du sucre dans le sang et de l'insuline.

Chrome

500-1000 microgrammes

Équilibre la glycémie et l'insuline, pris avec d'autres suppléments qui permettent d'optimiser le métabolisme, et l'équilibre du sucre dans le sang et de l'insuline.

Cannelle

500-1000 mg

Équilibre la glycémie et l'insuline, pris avec d'autres suppléments qui permettent d'optimiser le métabolisme, et l'équilibre du sucre dans le sang et de l'insuline.

Catéchines du thé vert

100-200 milligrammes

Équilibre la glycémie et l'insuline, pris avec d'autres suppléments qui permettent d'optimiser le métabolisme, et l'équilibre du sucre dans le sang et de l'insuline.

Le citrate de magnésium

200-300 milligrammes (2-3 capsules) 1-2 fois par jour

Il est utilisé pour gérer la constipation causée par le PolyGlycopleX[MD] ou PGX, surtout si votre estomac n'est pas habitué à trop de fibres. Cela aide aussi à améliorer le sommeil, réduire l'anxiété, améliorer le contrôle de la glycémie, et aide à guérir les crampes musculaires.

Supplément de multivitamines et de multi-minéraux

Prenez comme indiqué sur l'étiquette

Aide à faire fonctionner le métabolisme, améliore le fonctionnement de l'insuline et équilibre la glycémie.

PolyGlycopleX^{MD} ou PGX (capsules ou poudre)

2,5-5 grammes avant chaque repas, vous pouvez prendre des doses supplémentaires pendant la journée pour contrôler les envies

Ce complexe de fibres empêche l'insuline et la glycémie de s'élever trop rapidement. Il réduit aussi les besoins alimentaires et vous fait sentir rassasié plus longtemps. Prenez-en avant chaque repas avec un grand verre d'eau. La formule en poudre fonctionne mieux que la capsule. Cela permettra également de vous aider à gérer vos fringales nocturnes.

Buvez les huit verres d'eau recommandés par jour, pour s'assurer que le PGX se déplace à travers votre corps.

L'huile de poisson purifié (DHA / EPA)

2 grammes

Équilibre la glycémie, sensibilise à l'insuline, anti-inflammatoire, stimule la fonction cérébrale et prévient les maladies cardiaques.

La vitamine D3

2000 UI

Zinc

15-30 milligrammes

Équilibre la glycémie et l'insuline, pris avec d'autres suppléments qui permettent d'optimiser le métabolisme, et l'équilibre du sucre dans le sang et de l'insuline.

Équipements pour surveiller vos progrès

Si vous avez l'argent ou si votre budget le permet, vous pouvez obtenir les outils suivants qui vous aideront à tester et à suivre vos progrès.

- Un moniteur de glucose

- Un pèse-personne, de préférence celui qui renseigne sur son poids, sa masse grasse, et son IMC, et qui télécharge directement, si possible, vos informations sur votre smartphone.

- Un moniteur de tension artérielle, qui, de préférence, télécharge instantanément vos informations sur un smartphone

- Un moniteur d'activités pour suivre votre sommeil quotidien et votre activité.

Vêtements de sport

L'objectif est ici d'obtenir le maximum de succès. Vous serez plus susceptible de bouger si vous gardez des vêtements appropriés et votre équipement sportif au même endroit. Chaque fois que vous êtes prêt à bouger, vous aurez tout ce dont vous avez besoin. Sortez vos chaussures de sport de votre placard ou acheter une nouvelle paire. Choisissez des vêtements confortables où vous vous sentez à l'aise. Supprimez tout obstacle susceptible de vous stopper dans vos objectifs, de sorte que lorsque vous démarrez votre désintoxication, vous êtes prêt.

Bouteille et filtre à eau

La meilleure façon de boire de l'eau pure et propre est de filtrer la vôtre en utilisant un simple filtre à carbone, puis de verser l'eau dans un verre ou une bouteille en acier inoxydable. Vous pouvez trouver ces articles au supermarché ou dans un magasin pour les produits de maison.

Réduire la consommation de sucre, de caféine et d'alcool

La préparation de 2 jours est le début de votre cure de désintoxication, et pendant cette période, vous commencez à vous sevrer du sucre, de l'alcool et de la caféine. Ces substances feront vous sentir temporairement alerte et plein d'énergie, mais leurs effets se dissipent rapidement et vous finirez dans un cercle vicieux fait de haut et de bas.

- Ce ne sera pas facile de se passer de caféine. Faites-le en plusieurs étapes. Réduisez votre quantité habituelle de moitié au cours du premier jour, puis de nouveau réduisez de moitié le deuxième jour. Au cours de la première journée officielle de votre cure de désintoxication, arrêtez de consommer de la caféine. Faites une sieste si vous êtes fatigué. Consommer beaucoup d'eau, une gymnastique douce, un bain chaud, et 1 000 mg deux fois par jour de vitamine C peuvent vous aider à réduire toute migraine que vous pourrez ressentir à l'arrêt total de la caféine.

- Jour 2 est le temps d'arrêter l'alcool et toute boisson sucrée avec des édulcorants artificiels ou du sucre. C'est aussi le moment d'arrêter de consommer les aliments transformés.

Comment puis-je traiter les symptômes de la désintoxication

Au cours de cette phase, vous avez déjà commencé à supprimer le sucre et les aliments transformés de votre alimentation. Vous pourrez alors avoir faim. Une sensation de vide dans la poitrine ou la zone abdominale et des grognements provenant de votre ventre sont les signes typiques de la faim. Vous allez avoir envie de bonbons, de café et vous sentir fatigué ou étourdi entre les repas, vous allez avoir du mal à terminer une promenade de 30 minutes, sentir un brouillard mental ou avoir de la difficulté à vous concentrer et enfin vous allez vous sentir anxieux, de mauvaise humeur, ou colérique.

Du repos

Détendez-vous, faites une sieste et dormez. Ceci est vital au cours des premiers jours de désintoxication. Le repos détend votre système nerveux, le système responsable de votre combat lors d'un événement stressant, et qui aide à réparer votre corps. La magie de la désintoxication se produit lors des 2 premiers jours de votre cure de désintoxication. Votre corps s'ajustera, et vous vous sentirez de plus en plus mal, vous aurez donc besoin de vous reposer. Tout cela vous passera une fois que votre corps aura fait sa transition.

Acceptez les symptômes de désintoxication

Se sentir mal est un grand signe. Cela signifie que votre corps est en train de changer et d'éliminer les toxines.

Débarrassez-vous des Toxines

Prenez un bain détoxifiant, faites-vous faire un massage, profitez d'un sauna, Faites un stretching ou un yoga en douceur. Toutes ces activités vont aider à réduire l'inflammation et augmenter la circulation dans votre corps, ce qui contribue à réduire la douleur et les courbatures, augmenter la sécrétion chimique, déplacer les toxines et purifier le corps.

Stimulez votre transit

Nettoyez les intestins, ce qui prévient efficacement la constipation et les maux de tête. Voici quelques conseils pour faire bouger les choses :

- Buvez beaucoup d'eau pour rincer les reins et nettoyer les intestins.

- Ajouter 2 cuillères à soupe de graines de lin broyées dans vos soupes, salades, ou mélanges. Elles sont riches en fibres et absorbent beaucoup d'eau.

- Prendre deux fois par jour 100-150 mg de citrate de magnésium va aider à un mouvement intestinal régulier. Vous pouvez prendre jusqu'à 6 capsules. Cessez d'en prendre ou réduisez la posologie si l'intestin devient trop lâche.

- Prenez 1000-2000 mg de vitamine C une à deux fois par jour.

- Buvez un laxatif à base de plantes, comme le séné, la cascara ou la rhubarbe avant de vous coucher.

- L'exercice améliore votre transit. C'est un puissant stimulant de l'intestin.

- Suez. Une activité intense vous aide à transpirer, ce qui libère des toxines à travers la peau. Si votre exercice ne vous fait pas suer, prenez un sauna infrarouge ou vapeur.

- Utilisez un lavement ou un suppositoire. il existe des médicaments spécifiques que vous pouvez acheter en pharmacie.

- Essayez le citrate de magnésium liquide. Il est habituellement utilisé pour rincer l'intestin avant une coloscopie. Si vous pouvez en trouver dans votre pharmacie locale, vous pouvez l'utiliser. Cependant, cette solution est contraignante. Elle peut faire effet en moins de 4 heures, ainsi il faut être prêt et ne pas quitter la maison.

- Quand tout le reste échoue, il est temps de voir votre médecin et de savoir ce qui se passe.

Bouge ton corps

Un exercice léger aidera votre circulation à bouger, en évacuant les fluides toxiques. Voici une façon simple et efficace qui peut faire une énorme différence. Allongez-vous sur le dos près d'un mur. Étirez vos jambes vers le haut, parallèlement au mur et tenez la position pendant 20 minutes.

Prendre 2000 mg de vitamine C

1 à 2 capsules par jour aidera à soulager les symptômes de la désintoxication.

Buvez beaucoup de liquides

Assurez-vous que vous buvez un minimum de 8 verres par jour. Vous pouvez aussi, si vous le souhaitez, boire des tisanes.

Mangez !

Mangez beaucoup quand vous le ressentez. Mangez autant de légumes non féculents, listés ci-dessous :

- Courgettes

- Cresson
- Feuilles de navets
- Tomates
- Blette
- Courge d'été
- Épinards
- Pois gourmands/mange-tout
- Haricots verts
- Échalottes
- Radis
- Radicchio
- Persil
- Cœurs de palmier

- Oignons

- Feuilles de moutarde

- Champignons

- Laitues

- Chou frisé

- Piment jalapeño

- Haricots verts

- Racine de gingembre

- Ail

- Fenouil

- Endive

- Aubergine

- Feuilles de pissenlit

- Chou vert
- Ciboulette
- Céleri
- Chou-fleur
- Chou
- Choux de Bruxelles
- Brocoli
- Poivrons (rouges, verts, jaunes)
- Feuilles de betteraves
- Germes de soja
- Asperges
- Roquette
- Artichaut

N'oubliez pas vos collations

Pour tenir éloigner la faim et la soif, il faut inclure 2 collations dans votre menu de la journée. Un petit plat à base de protéines avec des fibres et des graisses saines, comme pâtes à tartiner sans sucre ou des légumes avec leur sauce ou encore des noix, vous aideront à préserver votre énergie et votre glycémie à un taux stable. Vous pouvez également préparer vos repas en plus grande quantité, pour en manger comme en-cas - une collation ne veut pas nécessairement dire noix et tartinade. Si vous le souhaitez, vous pouvez manger six petits repas par jour - certaines personnes trouvent cela plus facile.

Positivez !

Vous devez modifier votre état d'esprit pour réussir. Si vos pensées sont négatives et que vous sentez que vous allez échouer, alors c'est ce que vous allez obtenir. Il n'est pas question que d'habitudes alimentaires saines ; il est question aussi d'état d'esprit positif qui déterminera le succès de votre cure de désintoxication.

Votre journal vous aidera à éradiquer vos croyances, vos comportements et les obstacles mentaux qui vous empêchent de réussir. Vous devez être conscient des défis qui vous attendent afin de pouvoir focaliser votre attention sur vos objectifs et la manière de les atteindre.

Au cours de vos 2 jours de préparations, concentrez-vous sur les questions ci-dessous et notez tout ce qui vient à l'esprit. Si d'autres sentiments et pensées viennent à vous lorsque vous écrivez vos réponses, notez-les également. En écrivant ce que vous ressentez, vous allez devenir plus responsable envers vous-même, et cela peut transformer vos désirs intérieurs en réalité. Voici les questions auxquelles vous devez répondre.

- Pourquoi je fais cette cure ? Que puis-je accomplir dans ma vie et mon corps avec cette cure de désintoxication ?

- Quels sont les trois objectifs spécifiques que je veux atteindre durant cette cure de désintoxication ?

- Quelles sont les trois choses spécifiques qui m'empêchent d'atteindre mon objectif de poids ?

Est-ce la dépendance au sucre ? Manger ses émotions ? Une vie bien remplie ? Toujours consommer de la malbouffe ? Peur de l'échec ? Peur de la réussite ? Les mauvaises habitudes et la publicité qui encourage à consommer les aliments malsains et les mauvaises habitudes alimentaires ?

- Quelles convictions m'empêchent d'être en bonne santé ? Est-ce que je pense que je ne mérite pas beaucoup d'attention et de temps ? Est-ce que je crois qu'être en bonne santé est difficile ? J'ai essayé avant, et je n'ai pas réussi.

- Est-ce parce que je mangeais trop ? Est-ce mon alimentation qui ne m'apportait rien sur le plan nutritionnel ?

- Comment la maladie et l'excès de poids affectent ma capacité à accomplir les choses que je veux faire et qui me rendent heureux ?

- Si je commence à manger sainement, comment ma vie va changer ? Si je prends soin de ma santé, comment cela affectera ma vie ?

- Comment était ma vie quand j'étais plus en bonne santé et que je me nourrissais sainement ?

Plus les obstacles et les avantages arrivent dans votre vie, plus vous serez à même de les surpasser. Plus vous faites cela, plus vous êtes connecté à vos objectifs, et plus vous serez motivé.

Soyez honnête avec vous-même. Pourquoi êtes-vous en cure anti sucre ? pour qui vous faites cela ?

Pour vous ? Pour vos proches ? Comment votre vie sera différente si vous êtes en bonne santé ? Les questions les plus importantes de tous - serez-vous là pour voir vos enfants et vos petits-enfants grandir ? Combien de temps vous serez en mesure de passer avec votre famille et vos amis ?

Mesurez vos progrès

Un jour avant de commencer votre cure de désintoxication, mesurez les éléments suivants et enregistrez-les dans votre journal de désintoxication.

Poids

Sans vêtements, pesez-vous dès que vous vous réveillez et que vous vous levez de votre lit, le matin

Taille

Mesurez votre taille en centimètres ou en pieds et pouces.

Tour de taille

Enroulez le mètre ruban autour de votre nombril, mesurez le point le plus large de votre taille, et non pas la partie où vous serrez votre ceinture.

Tour des hanches

Même chose qu'avec la taille, mesurez le point le plus large autour de vos hanches.

Tour de cuisse

Même chose qu'avec la taille et les hanches, mesurez le point le plus large autour de chaque cuisse.

Tension artérielle

Si vous avez un brassard de pression artérielle, alors vous pouvez le faire à la maison. Dans le cas contraire, vous pouvez la mesurer à la pharmacie ou chez votre médecin.

Maintenant, vous êtes prêt à commencer votre cure de désintoxication du sucre !

Chapitre 4 : À quoi s'attendre et comment passer à travers ?

Vous commencez officiellement votre désintoxication du sucre du Jour 3 au jour 14. Cela ne sera pas une transition et un ajustement faciles. Toutefois, si vous savez ce qui vous attend et comment des conseils et la façon dont vous pouvez affronter et remédier aux différents symptômes de la désintoxication, votre parcours sera plus confortable.

Jour 3 : Ça y est !

C'est là que la plupart des gens éprouvent des symptômes semblables à la grippe, le doute de soi, et l'hypoglycémie. C'est le début d'un voyage très difficile. Accrochez-vous ! Il est probable que ça ne soit ni un réel rhume, ni une vraie grippe, mais vous éprouvez juste les symptômes de désintoxication du sucre - C'est une réaction typique, et elle se calmera après quelques jours.

Jour 4 : Plus que dix jours restants !

Vous remarquerez peut-être pleins de boutons sur votre peau. Ceci est normal et un excellent signe ! Votre désintoxication fonctionne, et votre corps évacue les toxines. Vous pouvez également ressentir un changement d'humeur et une légère irritation de la peau.

Jour 5 : Je suis passé à travers !

Les envies et les maux de tête commencent à disparaître. Si vous ne vous êtes pas préparé à la faim, les dérapages et les tentations peuvent se produire.

C'est le pivot de toute votre préparation - avoir, à portée de main, de la vraie nourriture et des collations saine, ainsi que la planification des repas à l'heure.

Jour 6 : Presque la moitié du chemin parcouru !

La grippe ou les symptômes de rhume commenceront à se calmer ce jour-là. Vous pouvez également consulter votre approvisionnement, les menus que vous avez créés, et les recettes que vous avez sélectionnées pour vous assurer que vous êtes toujours au point. Il est également bon de relire les conseils de préparation une fois de plus.

Jour 7 : Une semaine de faite !

C'est là que la plupart des gens ont des épisodes de diarrhée, de constipation ou de ballonnements. Assurez-vous que vous suivez les conseils donnés sur la façon d'éviter la constipation.

Jour 8 : Une semaine de plus !

Au cours du week-end, vous pouvez vous ressentir de la tentation et vous éloignez de votre cure de désintoxication. Si vous n'avez pas encore éprouvé de fatigue, alors ça sera le jour où vous commencerez à vous sentir épuisé. Vous pourrez commencer à vous lasser de la nourriture que vous mangez et à vous sentir dépasser par la quantité et le temps de préparation dont vous avez besoin pour votre alimentation.

Si vous succombez, ne soyez pas dur avec vous-même. Au lieu de cela, soyez plus ferme dans votre engagement. Les recettes incluses dans ce livre sont faciles, et il y a beaucoup de recettes anti-sucre en ligne. Assurez-vous que chaque recette suit les directives mentionnées ci-dessus.

Jour 9 : Ouais ! Je me sens bien ! Plus d'envies irrépressibles !

Gaz, ballonnements et autres problèmes digestifs commencent à disparaître. Vous avez peut-être trouvé quelques recettes que vous souhaitez essayer et vous commencez à être doué en cuisine. Vous pouvez modifier et ajouter des recettes dans vos menus planifiés.

Vous remarquerez également que vous n'avez plus envie de malbouffe et d'aliments sucrés comme avant le début de votre détoxification. Lisez votre journal. Revoyez vos succès et vos luttes. Votre journal quotidien vous montrera jusqu'où vous êtes allés.

Jour 10 : Je me sens un peu faible, mais ce n'est pas aussi difficile que je ne le pensais. Je dois continuer à manger sainement !

Un régime faible en glucides peut entraîner faiblesse ou tremblements. Si vous faites du sport régulièrement, vous remarquerez que votre performance en est affectée. Assurez-vous que vous obtenez suffisamment de bonne graisse. Ce sera votre principale source d'énergie puisque vous avez arrêté les glucides et le sucre.

Après le sentiment de léthargie, vous sentirez une nette amélioration de votre énergie et de votre humeur quand vous vous approcherez de la fin de votre cure de désintoxication. Vous avez maintenant appris à surfer sur les vagues sans sucre.

Jour 11 : Je dors comme un bébé, mais j'ai envie de quelque chose de sucré

Ce jour-là, vous remarquerez peut-être que vous dormez plus vite et beaucoup mieux. Vous verrez aussi que vous vous sentirez rafraîchi et reposé quand vous vous réveillez le matin. Assurez-vous de suivre votre programme de sommeil et de réveil.

Cependant, vous pouvez avoir envie de malbouffe et d'aliments sucrés que vous mangiez habituellement, et vous pouvez vous ennuyer avec vos choix alimentaires actuels. Manger des aliments sains n'est plus aussi attrayant. Encore une fois, cherchez de délicieuses recettes anti-sucre. Vous pouvez certainement ajouter des tonnes de recettes à votre menu des 2 semaines. Vous pouvez même continuer à manger sain toute la vie !

Jour 12 : Suis-je en train de perdre du poids ? Les deux semaines sont presque terminées.

La désintoxication du sucre vous aidera à perdre votre poids en trop, mais vous peser chaque jour n'est pas une bonne idée. L'idéal est de se peser une fois avant de commencer votre cure, puis une autre fois, au bout de 14 jours de cure.

Vous pouvez être impatient à deux jours de la pesée ! Votre désintoxication est presque terminée. ne pensez pas à votre cure. Au lieu de cela, prenez soin de vous. Allez à un concert, à un musée, au théâtre, faites une manucure... Tout ce qui va pouvoir vous distraire de ce que vous faites actuellement.

Jour 13 : C'est presque terminé ! Que dois-je faire après ?

A l'approche de la fin de votre cure, vous pourriez vous sentir anxieux. Vous allez maintenant commencer à planifier la réintroduction de certains des aliments que vous avez éliminé pour cette cure de désintoxication - les haricots et les produits laitiers.

Vous pourriez avoir envie de tricher puisque votre cure est presque terminée. Vous pourriez même l'arrêter. Gardez vos objectifs à l'esprit. Cette cure de désintoxication n'est pas seulement pour se débarrasser du sucre, mais elle sert aussi à changer vos mauvaises habitudes alimentaires pour d'autres plus saines. Lorsque vous bouclerez vos 14 jours, le sentiment d'accomplissement sera exceptionnel !

Jour 14 : je l'ai Fait !

Joie pure ! Excitation ! Fierté ! Soulagement ! Vous vous êtes surpassez et vous l'avez fait ! Demain, vous pourrez commencer à réintroduire les aliments que vous n'étiez pas autorisé à manger au cours des 2 dernières semaines. Rappelez-vous de les ajouter lentement à votre régime alimentaire.

Votre rituel quotidien

Voici un rappel de ce que vous devez faire tous les jours pendant votre cure de désintoxication.

Matin

- Au début de votre journée, prenez vos mesures. Notez le résultat dans votre journal - glucose, pression artérielle, etc. En outre, notez combien d'heures vous avez dormi et la qualité de votre sommeil.

- Faites votre exercice de 30 minutes - une marche rapide ou votre exercice préféré.

- Prenez votre fibre PGX juste avant le petit déjeuner.

- Si c'est fait, prenez votre supplément avec votre petit-déjeuner.

- Facultatif : Mangez votre collation en milieu de la matinée.

Midi

- Prenez votre fibre PGX juste avant le déjeuner.

- Profitez de votre déjeuner.

- Facultatif : Mangez votre collation en milieu d'après-midi.

Soir

- Prenez votre fibre PGX juste avant le dîner.

- Si c'est fait, prenez votre supplément.

- Profitez de votre dîner

- Enregistrez votre expérience tout au long de la journée. Notez ce que vous avez avalé, ce que vous avez fait, ce que vous avez ressenti, les changements et les améliorations au niveau de votre concentration et votre énergie, et la façon dont ces changements vous font sentir émotionnellement, mentalement et physiquement. Notez tous les symptômes de désintoxication.

- Pratiquez un exercice de respiration profonde de 5 minutes.

- Dormez...

Vous êtes maintenant prêt à commencer votre cure de désintoxication. Consultez les recettes et planifiez soigneusement vos menus pendant les 2 semaines de cure. Faites votre choix parmi l'une des recettes suivantes ou utilisez les recettes anti-sucre que vous trouverez ailleurs.

Chapitre 5 : Exemples de menus simples anti-sucre

Le régime de désintoxication du sucre n'est pas aussi compliqué que vous ne le pensez. Assurez-vous de rester à l'écart des aliments et des produits que vous devez éviter pendant la période de votre désintoxication. Voici un échantillon de ce à quoi vos repas vont ressembler. C'est rempli de vrais aliments complets, délicieux, qui sont bons pour vous.

JOUR 1

Petit-déjeuner

Œufs au four aux épinards et au fromage

Collation matinale

Amandes grillées au romarin et au Tamari

Déjeuner

>Poivrons au fromage

Collation d'après-midi

>3 œufs durs, sans le jaune si vous le souhaitez

Dîner

>Poulet au four farci aux épinards

JOUR 2

Petit-déjeuner

>Concombre à la sauce feta

Collation matinale

>Restes des Amandes grillées au romarin et au Tamari

Déjeuner

Restes du poulet au four farci aux épinards

Collation d'après-midi

Sauce crémeuse épinards fromage

Dîner

Dinde à l'asiatique sur feuilles de laitue

JOUR 3

Petit-déjeuner

Smoothie au beurre d'arachide

Collation matinale

3 œufs durs, sans le jaune si vous le souhaitez

Déjeuner

Restes de dinde à l'asiatique sur feuilles de laitue, salade verte mélangée avec tomates, poivrons, concombres, assaisonnée au vinaigre et à l'huile d'olive extra-vierge

Collation d'après-midi

Restes des œufs au four aux épinards et au fromage

Dîner

Poulet grillé aux herbes fraîches marinées

JOUR 4

Petit-déjeuner

Mini frittata

Collation matinale

1 bâtonnet de fromage

Déjeuner

Restes de poulet grillé aux herbes fraîches marinées, une salade de poulet et coriandre

Collation d'après-midi

Céleri trempé dans du beurre d'arachide sans sucre ou un beurre de noix de votre choix, sans sucre

Dîner

Ragoût d'haricots blancs et de poulet

Mini croquettes de courgettes au fromage

JOUR 5

Petit-déjeuner

Restes de mini frittata

Collation matinale

Sauce épicée à la feta à la Méditerranéenne

Déjeuner

Restes de ragoût d'haricots blancs et de poulet, salade verte mélangée avec tomates, poivrons, concombre, assaisonnée de vinaigre et d'huile d'olive extra-vierge

Collation d'après-midi

Salade de feta, concombre et tomate

Dîner

Bâtonnets de chou-fleur au fromage avec une salade de haricots verts à l'italienne

JOUR 6

Petit-déjeuner

Muffins aux œufs

Collation matinale

1/4 de tasse de ricotta (faible en gras, partiellement écrémé) mélangé avec quelques gouttes de stevia liquide à la vanille et 1/4 de cuillère à café d'extrait de vanille

Déjeuner

Restes des bâtonnets de chou-fleur au fromage avec une salade de haricots verts à l'italienne

Collation d'après-midi

Sauce épicée à la feta à la Méditerranéenne

Dîner

Pilons de poulet à l'ail et au citron avec salade de courgettes

JOUR 7

Petit-déjeuner

Œufs brouillés aux champignons sautés et aux épinards avec une sauce maison

Collation matinale

1/2 tasse de fromage cottage

Déjeuner

Soupe aux légumes

Collation d'après-midi

Amandes grillées au romarin et au Tamari

Dîner

Pilons de poulet à l'ail et au citron avec salade de courgettes

Des collations en option après le dîner :

- 1/4 tasse de ricotta (faible en gras, partiellement écrémé) mélangé avec quelques gouttes de stevia liquide à la vanille et 1/4 de cuillère à café d'extrait de vanille

- 1 bâtonnet de fromage

- Pudding de graines de chia parfumé à la vanille

- Tranches de concombre garnies de fromage cottage (faible teneur en gras, à peu près ½ tasse)

- 3 œufs durs, sans le jaune si vous le souhaitez

Cet exemple simple de menu est interchangeable, et vous pouvez adapter les recettes à vos besoins. Si vous souhaitez personnaliser votre menu, n'hésitez pas à rechercher des recettes approuvées anti-sucre et à en créer de nouvelle.

Vous pouvez faire cette cure de désintoxication du sucre en solo et vous réutiliserez les restes. Vous pouvez réduire les ingrédients pour ajuster la recette à ce dont vous aurez besoin pour toute la semaine.

Liste de courses

Viandes et œufs

Laitier

Des légumes

Condiments et Divers

250g de saucisses de porc ou utilisez de la dinde hachée

250g de fromage Gouda, ou tout simplement utilisez de la mozzarella

1 sac de haricots verts surgelés

1 pot de beurre d'arachide naturel, sans sucre

8 pilons de poulet

2 paquets de fromage à la crème (250g chacun)

Une botte de Cébette ou d'oignons verts

1 pot de petite taille de tomates séchées au soleil

8 poitrines de poulet

2 tasses de parmesan

1 tête de chou-fleur fraîche

2 boîtes de bouillon de poulet, à faible teneur en sodium

3 douzaines d'œufs

2 tasses de fromage feta

450g de haricots verts frais

115g de graines de chia

450g de dinde hachée

1 paquet de fromage mozzarella, râpé

450g de mini poivrons doux

Persil, coriandre et basilic, frais

1 paquet de fromage cheddar, râpé

1 branche de céleri

Houmous maison pour le grignotage

1 paquet de bâtonnets de fromage

1 à 2 paquets de tomates cerises

Sauce maison

1 pot de fromage cottage (450g) à faible teneur en matière grasse OU du fromage ricotta

18 tasses d'épinards frais

Sauce tomate maison

1 yaourt grec (340g) de yogourt grec, dégraissé, plaine

4 à 6 concombres

Sauce soja Tamari à faible teneur en sodium

1 paquet de lait d'amande ou un lait de votre choix, sans sucre

6 à 8 citrons

Extrait de stevia, en poudre ou liquide

8 courgettes fraîches

Amandes crues

8 poivrons doux, de grande taille

Graines de sésame

1 paquet (250g) de champignons frais

Vinaigre et huile d'olive pour assaisonner la salade, et votre choix de condiments

Épinards surgelés

Ail

Feuilles de laitue pour la salade et le plat de la dinde d'inspiration asiatique

Oignons, 2 blanc et 1 rouge

    Vous pouvez suivre ce menu ou créer le vôtre. Vous pourriez même connaître quelques recettes anti-sucre pour votre cure. N'hésitez pas à les utiliser.

Chapitre 6 : Recettes de désintoxication au sucre

Œufs au four aux épinards et au fromage

Portions : 6

Préparation : 5 minutes

Cuisson : 15 minutes

Ingrédients :

¥ 6 œufs

¥ 4 cuillères à café d'huile d'olive, divisée en 2 portions

¥ 2 cuillères à café d'ail, hachées, divisée en 2 portions

¥ 12 tasses d'épinards frais, divisés en 2 portions

¥ 1 tasse de fromage, râpé, divisée en 2 parties (j'ai utilisé de la mozzarella, à faible teneur en gras)

Instructions :

1. Préchauffer le four à 350 °F (180°C).

2. Verser 2 cuillères à café d'huile d'olive dans une poêle de grande taille.

3. Ajouter 1 cuillère à café d'ail et la moitié des épinards. Faire sauter pour environ 2 à 3 minutes ou jusqu'à ce qu'ils ramollissent. Ajouter la moitié du fromage, puis remuer pour bien mélanger.

4. Graisser 3 ramequins avec un spray de cuisson antiadhésif. Répartir le mélange d'épinards entre les ramequins.

5. Cuire les ingrédients restants comme indiqué ci-dessus, puis diviser entre 3 ramequins graissés supplémentaires.

6. Casser avec précaution 1 œuf sur chaque mélange d'épinards.

7. Faire cuire au four préchauffé pendant environ 15 minutes. Le jaune sera légèrement coulant. Sinon, continuer la cuisson jusqu'à la consistance du jaune désiré.

8. Assaisonner chaque portion de sel et de poivre. Garnir avec des fruits et servir !

Amandes grillées au romarin et au Tamari

Portions : 4

Préparation : 5 minutes

Cuisson : 5 minutes

Ingrédients :

¥ 2 cuillères à soupe de sauce soja tamari

¥ 1 tasse d'amandes, crus

¥ 1 cuillère à soupe de romarin frais, haché (facultatif)

Instructions :

1. Faire griller les amandes crues dans une poêle à sec et à feu moyen. Mélanger et laisser cuire jusqu'à ce que les amandes commencent à sentir délicieusement.

2. Retirez la casserole du feu.

3. Ajouter délicatement 1 cuillère à soupe de tamari et, en cas d'utilisation, le romarin, dans la poêle. Remettre sur le feu et cuire, en remuant sans cesse, jusqu'à ce que la sauce soit absorbé et qu'il ne reste plus de jus.

4. Laisser un peu refroidir avant de servir.

5. Conserver dans un contenant hermétique jusqu'à 7 jours.

Poivrons au fromage

Portions : 30

Préparation : 15

Cuisson : 15

Ingrédients :

- 450g de mini poivrons, coupés en deux

- 1/2 tasse de fromage féta, émietté

- 1/4 de tasse d'oignon, râpé

- 2 gousses d'ail, hachées

- 2 cuillères à soupe de coriandre, hachée

- 250g de fromage à la crème, à température ambiante

- 250g de Gouda fumé, râpé

Instructions :

1. Préchauffer le four à 425°F/220°C.

2. À l'exception des poivrons, mettre tous les ingrédients dans un bol et bien mélanger.

3. Remplir chaque moitié de poivron avec le mélange de fromage.

4. Faire cuire au four pendant 15 à 18 minutes ou jusqu'à ce que le fromage soit fondante et légèrement doré.

Poulet au four farci aux épinards

Personnes : 10

Préparation : 10 minutes

Cuisson : 30 minutes

Ingrédients :

¥ 1 tasse d'épinards surgelés, chauffée, en ôtant son excès d'eau

¥ 1 tasse de sauce marinara, de préférence de faite maison

¥ 1 tasse de fromage ricotta, partiellement écrémé

¥ 1 œuf battu

¥ 1/2 tasse de mozzarella, râpé

¥ 1/2 cuillère à café de sel

- 10 pièces de blancs de poulet (115g chacune), minces, ou 5 morceaux (250g), découpés en deux moitiés

- Poivre

Instructions :

1. Préchauffer le four à 375F/190C.

2. Mettre les épinards, la ricotta, l'œuf, le poivre et le sel dans un bol et mélanger.

3. Beurrer un plat allant au four 9x13 pouces (23x33 cm) avec un spray de cuisson antiadhésif.

4. Mettre le blanc de poulet dans le plat graissé. Répartir le mélange d'épinards entre les morceaux de poulet et mettre les portions sur le dessus de chaque blanc. Rouler le poulet et les disposer dans le bol avec le côté couture vers le bas.

5. Verser la sauce marinara uniformément sur les blancs de poulet. Saupoudrer partout avec le fromage mozzarella.

6. Faire cuire au four pendant environ 35 à 40 minutes ou jusqu'à ce que la sauce bouillonne et que le fromage soit fondu.

Concombre à la sauce feta

Portions : 4

Préparation : 10 min

Cuisson : 0 min

Ingrédients :

- 1 tasse de concombre, pelés et coupés
- 1 tasse de tomates fraîches, hachées
- 1 échalote, hachée
- 1 cuillère à soupe d'huile d'olive extra-vierge
- 1/2 tasse de fromage féta, émietté
- Sel et poivre selon le goût

Instructions :

1. Mettre tous les ingrédients dans un bol et bien mélanger.

2. Servir immédiatement. Sinon, mettre au réfrigérateur jusqu'au moment de servir.

Frittata à la feta et aux tomates séchées

Portions : 4

Préparation : 5 minutes

Cuisson : 10 minutes

Ingrédients :

- ¥ 1 gousse d'ail, hachée

- ¥ 1/2 tasse de blancs d'œufs

- ¥ 1/2 tasse de féta, allégée, émietté

- ¥ 1/2 tasse d'oignon, coupés en dés

- ¥ 1/2 tasse de tomate séchées au soleil, égouttées, hachées

- ¥ 1/4 de tasse de lait d'amande, non sucré

- 2 œufs

- 2 échalotes, hachées

- 2 cuillères à café d'huile de noix de coco ou d'huile d'olive

Instructions :

1. Mettre l'huile dans une poêle de taille moyenne allant au four. Lorsque l'huile est chaude, ajouter l'oignon et l'ail. Faire revenir jusqu'à ce que l'oignon soit translucide.

2. Ajouter les tomates. Cuire pendant environ 2 à 3 minutes.

3. Pendant ce temps, casser les œufs, le lait et les blancs d'œufs dans un bol de petite taille et fouetter pour bien mélanger.

4. Verser le mélange d'œufs dans la poêle. Saupoudrer de fromage féta.

5. Réduire le feu sur feu doux et cuire le mélange d'œufs jusqu'à ce que le milieu soit presque cuit et que les bords soient définis.

6. Transférer la poêle au four et faire griller pendant environ 3 à 5 minutes, ou jusqu'à ce que le milieu ne soit plus liquide.

7. Si vous le souhaitez, garnir de fromage feta supplémentaire et d'oignons verts.

Sauce crémeuse épinards fromage

Portions : 7

Préparation : 5 minutes

Cuisson : 5 minutes

Ingrédients :

¥ 115g de fromage de Neufchâtel, ou du fromage à la crème, allégé

¥ 4 tasses d'épinards

¥ 2 cuillères à café d'huile d'olive

¥ 1/4 de cuillère à café de sel

¥ 1/4 de tasse de parmesan

¥ 1 tasse de fromage ricotta, partiellement écrémé

¥ 1 gousse d'ail hachée

Instructions :

1. Mettre l'huile dans un poêle à sauter. Ajouter l'ail et les épinards. Ajouter du sel et faire revenir jusqu'à ce qu'ils ramollissent. Laisser refroidir.

2. Mettez le Neufchâtel et le fromage ricotta dans un blender. Mélanger jusqu'à ce que le mélange soit lisse.

3. Ajouter le parmesan et les épinards refroidis. Donner 5 à 7 coups de blender ou jusqu'à ce que les ingrédients soient mélangés - NE PAS TROP TROP MELANGER.

4. Servir immédiatement ou réfrigérer jusqu'au moment de servir. Servir avec des légumes frais et crus et du kebab - tomates cerises, brocoli, poivrons et concombres.

Dinde à l'asiatique sur feuilles de laitue

Portions : 4

Préparation : 15 minutes

Cuisson : 20 minutes

Ingrédients :

- ¥ 1 grande carotte, râpé

- ¥ 450g de dinde hachée

- ¥ 1 grand poivron, rouge ou jaune, coupé en dés

- ¥ 1 cuillère à soupe de gingembre frais, haché

- ¥ 1/2 tasse de champignons, tranchés

- ¥ 1/2 tasse d'eau

- 1/2 cuillère à café de sel

- 1/2 cuillère à café de graines de sésame

- 1/4 de tasse d'herbes fraîches hachées : basilic, coriandre, ou menthe

- 1/4 de cuillère à café du mélange asiatique Emeril en poudre

- 1/4 de cuillère à café de poudre d'ail

- 1/4 de cuillère à café de cannelle

- 2 cuillères à soupe de la sauce maison hoisin

- 2 cuillères à café d'huile de noix de coco ou d'huile d'olive

- 4 feuilles de laitue ou laitue Boston, de grande taille

Instructions :

1. Mettre l'huile dans une grande poêle chaude. Ajouter le gingembre et la dinde. Faire cuire jusqu'à ce que la dinde soit dorée.

2. Ajouter les champignons, le poivron, la sauce hoisin et de l'eau dans la poêle. Cuire jusqu'à ce que cela soit chaud. Ajouter le mélange asiatique, la cannelle, la poudre d'ail et le sel. Laissez sur le feu pendant 1 minute.

3. Laver puis essorer les feuilles de laitue. Ajouter 1 1/2 tasse du mélange de dinde dans chaque feuille de laitue.

4. Saupoudrer le mélange de dinde avec les carottes, les herbes et les graines de sésame.

Smoothie au beurre d'arachide

Portions : 1

Préparation : 2 minutes

Cuisson : 0 minutes

Ingrédients :

¥ 1/2 tasse de fromage cottage, à faible teneur en gras

¥ 1/2 tasse de lait d'amande, non sucré

¥ 1 cuillère à soupe de beurre d'arachide, naturel, sans sucre ajouté

¥ 1 mesure de whey ou protéine de lactosérum, en option

¥ 2 gouttes pleines de stevia liquide (saveur nature, vanille, ou caramel)

- ¥ 1 tasse de glace

Garnitures en option :

- ¥ Graines de cacao

- ¥ Beurre d'arachide, à bruiner

Instructions :

1. Mettre tous les ingrédients dans un mélangeur. Mélanger jusqu'à ce que le mélange soit lisse.

Poulet grillé aux herbes fraîches marinées

Portions : 4

Préparation : 10 minutes

Cuisson : 30 minutes

Ingrédients :

- 1 tasse de mélange d'herbes fraîches : persil, basilic, coriandre (les feuilles seulement, non tassées)

- 1/4 tasse de jus de citron

- 1/4 tasse d'huile d'olive

- 1/4 cuillère à café de poivre

- 2 grosses gousses d'ail

- 3 morceaux de blancs de poulet (environ 450g), désossées, sans peau, rincé, épongés, coupé longitudinalement en deux moitiés.

- 3 cuillères à café de sel

Instructions :

2.	Laver les herbes puis les hacher. Mettre dans un blender ou un robot culinaire. Ajouter le jus de citron, l'huile, le poivre, le sel et l'ail ; jusqu'à consistance lisse.

3.	Mettre le poulet dans un sac de congélation. Ajouter la marinade, sceller le sac, et secouer pour enrober la viande avec la marinade. Mettre le récipient au réfrigérateur et laisser mariner pendant au moins 30 minutes, jusqu'à 8 heures.

4.	Lorsque vous êtes prêt à servir, faire griller les blancs de poulet pendant environ 10-15 minutes de chaque côté ou jusqu'à cuisson - les jus doivent être clairs.

Soupe aux légumes

Portions : 8

Préparation : 10 minutes

Cuisson : 40 minutes

Ingrédients :

- ¥ 1 tasse de carottes coupées en tranches

- ¥ 1 tasse de haricots verts, congelés

- ¥ 1 tasse d'oignon haché

- ¥ 1/2 cuillère à café de poudre d'ail

- ¥ 1/2 cuillère à café de sel

- ¥ 1/4 cuillère à café de poivre

- ¥ 2 gousses d'ail, de grandes tailles, hachées

- ¥ 2 tasses de céleri, en tranches

- ¥ 2 tasses d'épinards frais, haché

- ¥ 2 tasses de bouillon de légumes ou de bouillon de poulet, faible en sodium

- ¥ 2 cuillères à café d'huile d'olive

- ¥ 4 tasses d'eau

Optionnel :

- ¥ 1 tasse d'haricots blancs,

- ¥ 1 tasse de soja ou d'edamames écossées

- ¥ 1/2 tasse de persil frais, haché

- ¥ Du parmesan, râpé

Instructions :

1. Mettre de l'huile dans une marmite en fonte sur feu moyen. Ajouter l'ail et faire revenir jusqu'à ce que cela soit parfumé.

2. Ajouter le céleri, l'oignon et les carottes. Faire revenir pendant environ 10 minutes ou jusqu'à ce que les légumes soient tendres.

3. Verser le bouillon et l'eau dans le faitout et porter à ébullition.

4. Dès l'ébullition, ajouter les haricots verts et, en cas d'utilisation, le soja ou l'edamame. Assaisonner.

5. Couvrir la casserole et réduire le feu pour cuire à petit feu. Laisser mijoter pendant 30 minutes.

6. Enlever le couvercle. Ajouter le persil et les épinards. Faire cuire pendant environ 5 minutes ou jusqu'à ce que les épinards soient flétries.

Pudding de graines de chia parfumé à la vanille

Portions : 2

Préparation : 5 minutes

Cuisson : 0 minutes

Ingrédients :

- 1/3 de tasse de graines de chia

- 1 cuillère à thé d'extrait de vanille

- 1 cuillère à café de stevia liquide, aromatisée à la vanille

- 1 tasse de lait d'amande, non sucré

- Crème fouettée, végétale (facultatif)

Instructions :

1. Mettre tous les ingrédients dans un grand pichet et fouetter jusqu'à consistance homogène.

2. Répartir entre 2 verres de service.

3. Réfrigérer pendant environ 10 minutes ou jusqu'à ce que vous voudriez les consommer.

4. Si vous le souhaitez, garnir chaque portion de crème fouettée.

Remarques : Vous pouvez ajuster la quantité de stévia liquide. Commencez avec 1/4 de cuillère à café et augmentez la quantité au goût.

Mini frittata

Portions : 12

Préparation : 10 minutes

Cuisson : 30 minutes

Ingrédients :

- 250g de saucisses de porc
- 2 blancs d'œufs
- 2 tasses de poivrons jaunes et rouges, coupés en dés
- 10 œufs
- 1/4 cuillère à café de poivre
- 1/2 cuillère à café de sel
- 1/2 tasse de fromage Pepper Jack

- 1/2 tasse de lait 1%

Optionnel :

- Coriandre frais émincé
- Oignons verts
- Sauce maison
- Crème aigre, maison

Instructions :

1. Préchauffer le four à 350°F / 190°C.

2. Faire cuire la saucisse dans une poêle à feu moyen jusqu'à cuisson.

3. Avec une écumoire, transférer la saucisse cuite dans une assiette et mettre de côté.

4. Dans la même poêle, ajouter les poivrons et faire revenir jusqu'à tendreté.

5. Casser les œufs dans un bol de grande taille. Ajouter les blancs d'œufs et le lait. Fouetter jusqu'à consistance homogène.

6. Diviser les poivrons et les saucisses dans un moule pour 12 muffins. Verser le mélange dans chaque moule à muffins. Saupoudrer 1 cuillère à soupe de fromage sur chaque moule.

7. Avec une fourchette, mélanger le contenu des moules à muffins.

8. Cuire au four préchauffé pendant environ 25 à 30 minutes.

Salade de poulet et Coriandre

Portions : 4

Préparation : 10 minutes

Cuisson :

Ingrédients :

- ¥ 170g de blanc de poulet, cuit et haché

- ¥ 4 poivrons jaunes ou rouges, étêtés et vidés, OU de grandes tomates, coupées en deux et vidées

- ¥ 1/2 tasse d'oignon rouge, coupé en dés

- ¥ 1/2 tasse de tomates cerises, coupées en deux

- ¥ 1 tasse de céleri, coupé en dés

Pour la vinaigrette :

- ¥ 2 cuillères à soupe de coriandre fraîche, hachée

- 1/2 cuillère à café de sel

- 1/2 cuillère à café de cumin

- 1/2 tasse de yaourt grec, nature, sans gras

- 1 cuillère à café de jus de citron

- 1 cuillère à café de poudre d'ail

- 1 cuillère à soupe d'huile d'olive extra-vierge

Instructions :

1. Mettre tous les ingrédients de la vinaigrette dans un petit bol et mélanger jusqu'à consistance homogène.

2. À l'exception des poivrons ou tomates, mettre le reste des ingrédients dans un grand bol. Ajouter la vinaigrette et remuer pour enrober.

3. Mettre environ 1 tasse de salade de poulet dans chaque moitié de tomate ou de poivron.

Ragoût d'haricots blancs et de poulet

Portions : 12

Préparation : 10 minutes

Cuisson : 3 heures

Ingrédients :

- 2 tasses de poulet, cuit, émietté

- 4 tasses de bouillon de poulet, à faible teneur en sodium

- 3 cuillères à café d'ail, hachée

- 1/2 cuillère à café de sel

- 2 cuillères à café de cumin

- 1/2 cuillère à café d'origan

- 1 boite de hominy ou de maïs, égouttés puis rincés

- 1 boite de haricots noirs, égouttés puis rincés

- 1 tasse de sauce maison, OU 1 boite de tomates en dés

- 1 boite de haricots de Lima / haricots beurre, OU de haricots cannellini, égouttés et rincés

- 1/2 tasse de crème aigre, maison

Garnitures en option :

- Coriandre fraîche

- Fromage, râpé

- Ciboulette

- Crème aigre

Instructions :

1. À l'exception de la crème aigre et des garnitures en option, mettre tous les ingrédients dans une mijoteuse. Bien mélanger. Couvrir et laisser cuire pendant 3 heures sur feu vif.

2. Lorsque le temps de cuisson est écoulé, ajouter la crème aigre dans la casserole et bien mélanger.

3. Couvrir la casserole et laisser cuire à feu doux pendant 30 minutes.

4. Garnir avec vos garnitures préférées

Mini croquettes de courgettes au fromage

Portions : 3

Préparation : 5 minutes

Cuisson : 15 minutes

Ingrédients :

¥ 1 œuf

¥ 1/2 tasse de parmesan, râpé

¥ 1/4 tasse de coriandre fraîche, hachée (facultatif)

¥ 2 tasses de courgettes, râpées (environ 2 à 3 de taille moyenne)

¥ Sel et poivre selon le goût

Instructions :

1. Préchauffer le four à 400F/205C.

2. Graisser un mini moule à muffins avec un spray de cuisson antiadhésif.

3. Mettre les courgettes, le fromage, les œufs et la coriandre dans un bol. Mélanger jusqu'à la consistance homogène.

4. Répartir le mélange des courgettes entre les mini moules à muffins. Remplir chaque alvéole à ras bord, en les tapotant si nécessaire.

5. Cuire au four pendant environ 15 à 18 minutes ou jusqu'à ce que les bords soient bien dorés. Vérifier après 15 minutes.

Sauce épicée à la feta à la Méditerranéenne

Portions : 8

Préparation : 10 minutes

Cuisson : 0 minutes

Ingrédients :

- ¥ 1 tasse de fromage féta, à faible matières grasses, émietté

- ¥ 1 citron, jus seulement

- ¥ 1/4 tasse de lait d'amande, non sucré

- ¥ 1/4 tasse de noix hachées, grillées

- ¥ 1/4 tasse de yogourt grec, nature, sans gras

- ¥ 1/4 tasse de poivrons rouges, rôtis, hachés

- ¥ 1/4 cuillère à café de poivre

- 1/4 cuillère à café de sauce Tabasco, maison

- 2 cuillères à café d'huile d'olive extra-vierge

- Olives Kalamata ou olives vertes, pour la garniture (facultatif)

Les légumes à tremper :

- Céleri

- Concombres sans pépins

- Carottes

Instructions :

1. Mettre tous les ingrédients dans un blender ou un robot culinaire. Mixer jusqu'à ce que le mélange atteigne la consistance désirée.

2. Transférer dans un bol de service. Si vous le souhaitez, garnir de plus d'olives et de poivrons rouges.

3. Servir immédiatement ou conserver au réfrigérateur jusqu'au moment de servir.

Bâtonnets de chou-fleur au fromage

Portions : 4

Préparation : 5 minutes

Cuisson : 40 minutes

Ingrédients :

- 1 tasse de mozzarella, râpé

- 1 tasse de parmesan, râpé

- 1 cuillère à café de poudre d'ail

- 1 cuillère à café d'assaisonnement à l'italienne

- 1/2 cuillère à café de sel

- 2 blancs d'œufs, ou 1/4 tasse de blancs d'œufs

- 4 tasses de chou-fleur, haché (environ 1 tête de chou-fleur, lavée et séchée)

¥ Sauce marinara, maison

Instructions :

1. Préchauffer le four à 450F/230C.

2. Placer du papier sulfurisé sur 2 plaques de cuisson de 20x30 cm, allant au four.

3. Cuire le chou-fleur au micro-ondes pendant environ 7 à 8 minutes ou à la vapeur pendant environ 20 minutes jusqu'à tendreté.

4. Mettre le chou-fleur cuit dans un robot culinaire ; mixer jusqu'à ce qu'il ressemble à du riz.

5. Transférer le riz de chou-fleur dans un grand bol. Ajouter le parmesan, l'assaisonnement et les blancs d'œufs. Bien mélanger.

6. Étaler le mélange de chou-fleur en une couche uniforme sur l'une des plaques de cuisson préparées.

7. Placer la plaque de cuisson dans le four et cuire pendant environ 30 minutes ou jusqu'à ce que le dessus soit doré.

8. Intervertir le chou-fleur dans la seconde plaque de cuisson préparée. La mettre au four et laisser cuire pendant environ 10 minutes ou jusqu'à ce que le dessus soit doré.

9. Saupoudrer le dessus avec la mozzarella. Griller pendant environ 1 minute ou jusqu'à ce que le fromage soit fondu.

10. Laisser reposer pendant 10 minutes, puis couper en 24 parties.

Salade de haricots verts à l'italienne

Portions : 10

Préparation : 5 minutes

Cuisson : 5 minutes

Ingrédients :

¥ 680g de haricots verts frais italiens, OU tout autre type

¥ 1 tasse de tomates cerises, coupées en deux

¥ 1/2 tasse de basilic frais, haché

¥ 1/2 tasse d'oignon rouge, émincé

¥ 1/4 tasse de persil plat ou bouclé, haché

¥ 2 tasses de concombre anglais, coupé en tranches avec la peau

- 55g de fromage pecorino romano, en morceaux

Pour la vinaigrette italienne :

- 1 citron, le jus et le zeste
- 1/2 cuillère à café de poudre d'ail
- 1/2 cuillère à café de sel
- 1/4 de cuillère à café de poivre
- 2 cuillères à soupe d'huile d'olive extra-vierge
- 2 cuillères à soupe de vinaigre de vin rouge

Instructions :

1. Porter de l'eau à ébullition dans une grande marmite. Lorsque l'eau est en ébullition, ajouter les haricots. Blanchir pendant 5 minutes. Égoutter immédiatement, puis mettre les haricots dans un bain

de glace - un bol rempli de glace et d'eau. Laissez refroidir pendant environ 5 à 10 minutes.

2. Lorsque les haricots sont refroidis, les égoutter et les mettre dans un bol de service. Ajouter le reste des ingrédients dans la casserole.

3. Mettre tous les ingrédients de la vinaigrette italienne dans un petit bol et fouetter jusqu'à obtenir une consistance homogène. Verser la vinaigrette sur les ingrédients de la salade.

4. Mélanger délicatement pour bien enrober. Si nécessaire, ajuster le poivre et le sel au goût.

5. Servir immédiatement ou réfrigérer jusqu'au moment de servir.

Muffins aux œufs

Portions : 1

Préparation : 2 minutes

Cuisson : 2 minutes

Ingrédients :

- 1 cuillère à soupe de fromage de votre choix, râpé
- 1 cuillère à soupe de crème, OU de lait
- 1/2 échalote, hachée
- 3 blancs d'œufs, OU 1 œuf
- Aérosol de cuisson antiadhésif
- Sel et poivre selon le goût

Instructions :

1. Graisser un petit plat ou un ramequin avec un spray de cuisson antiadhésif.

2. Mettre les blancs d'œufs / œuf et la crème dans le plat. Fouetter pour bien mélanger.

3. Ajouter la ciboule et le fromage. Recouvrir légèrement le plat avec une serviette en papier et placer la plaque dans le four à micro-ondes pendant environ 50 à 60 secondes. Si votre micro-ondes a un paramètre "œufs brouillés", utiliser le. SURTOUT ne pas cuire pendant trop longtemps.

Pilons de poulet à l'ail et au citron

Portions : 8

Préparation : 5 minutes

Cuisson : 20 minutes

Ingrédients :

- 8 pilons de poulet
- 3 gousses d'ail, hachées
- 2 cuillères à soupe d'huile d'olive
- 2 citrons, jus seulement
- 1/4 de tasse de persil frais, haché
- 1/2 cuillère à soupe de beurre
- 1 cuillère à café de sel
- 1 cuillère à café de poivre

- 1 cuillère à café d'assaisonnement italien séché

- 1 citron, le zeste seulement

Instructions :

1. Mettre l'huile d'olive dans une grande poêle à sauter sur le feu.

2. Alors que la poêle chauffe, assaisonner les pilons de poulet avec du poivre, du sel et l'assaisonnement italien.

3. Lorsque l'huile est chaude, mettre le poulet dans la poêle et cuire jusqu'à ce que tous les côtés soient dorés. Transférer les pilons dans une assiette et recouvrir de papier d'aluminium pour garder au chaud.

4. Réduire le feu au minimum. Dans la même poêle, ajouter le beurre et l'ail, remuer pendant environ

1 à 2 minutes. Ajouter le zeste de citron et le jus. Remettre les pilons dans la casserole.

5. Couvrir et laisser mijoter pendant 20 minutes.

6. Enduire les pilons avec la sauce et disposer les pilons sur une assiette de service. Verser la sauce restante sur le poulet. Garnir de persil frais haché. Servir !

Salade de courgettes

Portions : 6

Préparation : 10 minutes

Cuisson : 0 minutes

Ingrédients :

¥ 4 courgettes, moyennes, râpées (environ 6 tasses)

¥ 1 citron, le zeste seulement

¥ 1/2 cuillère à café de sel

¥ 1/4 tasse de persil frais et de basilic, hachés

¥ 2 citrons, jus seulement, ou 3 cuillères à soupe de jus de citron

¥ 3 cuillères à soupe d'huile d'olive extra-vierge

- Poivre

Garnitures en option :

- Cerises séchées

- Fromage de chèvre

- Amandes, effilées

Instructions :

1. Trancher, en dés ou en lamelles, les courgettes pour obtenir 6 tasses au total. Mettre dans un grand bol.

2. Mettre l'huile, le zeste de citron et le jus, le poivre et le sel dans un petit bol et fouetter jusqu'à obtenir une consistance homogène.

3. Verser la vinaigrette sur les courgettes. Ajouter le persil et le basilic. Mélanger délicatement pour bien enrober.

4. Si vous le souhaitez, Ajouter plus de garniture.

5. Servir immédiatement ou conserver au réfrigérateur jusqu'au moment de servir.

Sauce faite maison

Portions : 11

Préparation : 5 minutes

Cuisson : 5 minutes

Ingrédients :

¥ 1 boîte (790g) de tomates pelées entières, égouttées

¥ 1 tasse d'oignon haché

¥ 1 tasse de poivron rouge, haché

¥ 1 cuillère à soupe d'huile d'olive

¥ 1 piment jalapeno, graines et peau enlevées, hachés

¥ 1 lime, jus seulement

- ¥ 1/2 tasse de coriandre fraîche, hachée

- ¥ 1/2 cuillère à café de cumin moulu

- ¥ 1/2 cuillère à café de sel

- ¥ 2 boîtes (280g chacun) de tomates en dés pimentées

- ¥ 2 gousses d'ail hachées

Instructions :

1. Mettre tous les ingrédients dans un robot culinaire. Mixez par à-coups, 5 fois, pour une sauce épaisse ou 10 fois pour une sauce comme dans les restaurants.

2. Garder au frais.

MOTS DE LA FIN

Merci encore d'avoir acheté ce livre !

J'espère vraiment que ce livre sera en mesure de vous aider.

La prochaine étape pour vous est de <u>vous joindre à notre lettre d'information</u> pour recevoir des mises à jour sur les nouvelles versions de livres ou les promotions à venir. Vous pouvez vous y inscrire gratuitement et en prime, vous recevrez également notre livre « Erreurs de remise en forme, vous en faites sans le savoir » ! Ce livre bonus analyse les erreurs de conditionnement physique les plus courantes et démystifie la complexité et la science de remise en forme. Avoir toutes ces connaissances de remise en forme et de sa science classée dans un livre étape par étape avec des actions pour vous aider à démarrer dans la bonne direction votre parcours de remise en forme ! Pour vous joindre à notre infolettre gratuite et prendre votre livre gratuit, s'il vous plaît visitez le lien suivant et inscrivez-vous : **www.hmwpublishing.com/gift**

Enfin, si vous avez aimé ce livre, je voudrais vous demander une faveur, seriez-vous assez aimable pour laisser un commentaire ? Ce serait vivement apprécié !

Merci et bonne chance dans votre parcours !

A PROPOS DU CO-AUTEUR

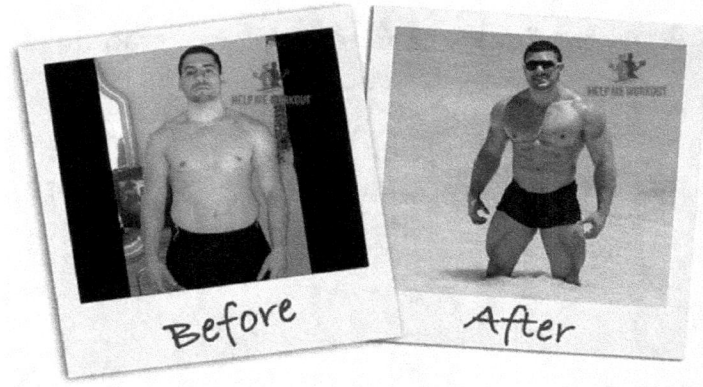

Mon nom est George Kaplo, je suis un entraîneur personnel certifié de Montréal, Canada. Je vais commencer par dire que je ne suis pas le gars le plus costaud que vous verrez dans votre vie et cela n'a jamais vraiment été mon objectif. En fait, je commencé à m'entraîner pour surmonter ma plus grande insécurité, qui remonte à ma jeunesse, ma confiance en soi. Cela était dû au fait que je mesurais seulement 168cm de taille, ce qui m'a toujours tiré vers le bas, m'empêchant de me réaliser et d'atteindre mes objectifs dans la vie.

Vous passez peut-être par des défis en ce moment, ou vous voulez tout simplement vous remettre en forme, et je peux certainement comprendre ce par quoi vous passez.

Pour moi personnellement, je me suis toujours intéressé au domaine de la santé et de la remise en forme et je voulais gagner un peu de muscle en raison des nombreuses moqueries, endurées durant mon adolescence, sur ma taille et mes kilos en trop. Je me suis dit que je ne pouvais rien faire pour ma taille, mais que je pouvais faire quelque chose pour mon corps et ce à quoi il ressemblait. Ce fut le début de mon parcours de transformation. Je ne savais pas par où commencer, mais je me suis lancé quand même. Je me sentais inquiet et parfois j'avais peur que d'autres personnes se moquent de moi parce que je faisais les exercices de la mauvaise façon. J'ai toujours souhaité avoir un ami connaisseur, proche de moi, afin de m'aider à démarrer et qui m'aurait montré toutes les astuces et les secrets.

Après beaucoup de travail, de recherche et d'innombrables essais et erreurs, quelques personnes ont commencé à remarquer que je devenais de plus en plus en forme alors que je portais un vif intérêt au sujet. Cela a conduit beaucoup d'amis et de nouvelles connaissances à m'interpeller et à me demander des conseils sur la remise en forme. Au début, cela me semblait étrange que les gens me demandent de les aider à se mettre en forme. Mais ce qui m'a encouragé à continuer, c'est quand ils ont commencé à voir des changements s'opérer sur leur propre corps et m'ont révélé que c'était la première fois qu'ils voyaient des résultats concrets ! A partir de là, de plus en plus de gens ont continué à s'adresser à moi. Cela m'a fait prendre conscience, qu'avoir fait toutes ces recherches et avoir lu autant sur ce domaine, ne m'a pas seulement aidé mais m'a aussi permis d'aider les autres. Je suis maintenant un entraîneur personnel complet, certifié, ayant formé à ce jour, de nombreux clients qui ont obtenu des résultats étonnants.

Aujourd'hui, mon frère Alex Kaplo (également un entraîneur personnel certifié) et moi, possédons et exploitons cette entreprise d'édition, où nous réunissons des experts et des auteurs passionnés pour écrire sur les domaines de santé et de remise en forme. Nous gérons également un site de remise en forme en ligne "HelpMeWorkout.com" que j'aimerais vous inviter à visiter afin de mieux nous connaître.

Enfin et pas le moindre, si vous êtes dans la même situation où j'étais auparavant et que vous avez besoin de quelques conseils, n'hésitez pas à me contacter. Je serai là pour vous aider !

Votre ami et entraîneur,

George Kaplo

Entraîneur personnel certifié

Téléchargez gratuitement un livre supplémentaire !

Je tiens à vous remercier d'avoir acheté ce livre et je vous offre un autre livre (tout aussi important et utile que ce livre) " Erreurs de santé et de remise en forme : Vous en faites sans le savoir ", totalement gratuitement.

Visitez le lien ci-dessous pour vous inscrire et le recevoir: www.hmwpublishing.com/gift

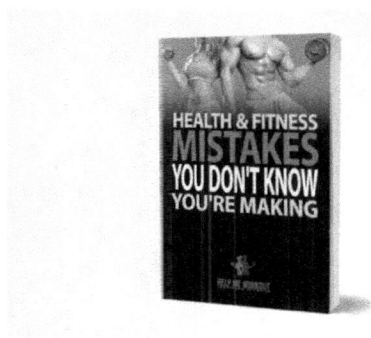

Dans ce livre, je dénonce les erreurs de santé et de remise en forme les plus courantes, que probablement vous commettez en ce moment, et je vous révèle comment vous pouvez facilement obtenir le meilleur corps qui soit!

En plus de ce précieux cadeau, vous aurez aussi l'occasion de recevoir nos nouveaux livres gratuitement, des cadeaux, et d'autres e-mails de valeur de ma part. Encore une fois, visitez le lien pour vous inscrire :

 www.hmwpublishing.com/gift

Droit d'auteur 2017 par HMW Publishing - Tous droits réservés.

Ce document, par HPM Publishing appartenant à la société A & G Direct Inc, vise à fournir des informations exactes et fiables en ce qui concerne le sujet et le problème abordé. La publication est vendue avec l'idée que l'éditeur n'est pas tenu de rendre des comptes, d'être officiellement autorisé, ou de promulguer des services qualifiés. Si un conseil juridique ou professionnel, est nécessaire, un spécialiste de la profession doit être contacté.

A partir d'une déclaration de principes qui a été acceptée et approuvée également par le Committee of the American Bar Association et le Committee of Publishers and Associations.

Il est totalement interdit de reproduire, dupliquer ou transmettre une partie de ce document, soit par voies électroniques, soit sur papier imprimé. L'enregistrement de cette publication est strictement interdit, et tout stockage de ce document n'est pas autorisé, sauf avec la permission écrite de l'éditeur. Tous droits réservés.

L'information fournie est indiquée pour être la plus honnête et la plus cohérente, en cela, tout manque d'attention ou, pour toute utilisation ou abus de toute politique, processus ou conseils contenus dans ce livre, est de la responsabilité seule et totale du lecteur. En aucun cas, la responsabilité légale ou reproche ne sera retenu contre l'éditeur pour toute réparation, dommage ou perte financière dus aux informations contenues dans ce livre, que ce soit directement ou indirectement.

Les informations sont présentées ici à titre informatif uniquement, et est ainsi universelle. La présentation de l'information est sans contrat ou tout autre type d'assurance de garantie.

Les marques utilisées sont sans aucun consentement, et la publication de la marque est sans autorisation ou soutien du propriétaire de la marque. Toutes les marques et les marques déposées dans ce livre sont à des fins de clarification et sont la propriété des propriétaires eux-mêmes, et ne sont pas affiliés à ce document.

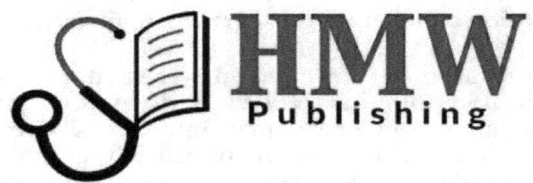

Pour des livres plus grands visitez :

HMWPublishing.com

www.ingramcontent.com/pod-product-compliance
Lightning Source LLC
Chambersburg PA
CBHW071824080526
44589CB00012B/903